Johann-Friedrich Huffmann (Hrsg.)

•

Multiple Sklerose – Schock und Chance

D1669866

Johann-Friedrich Huffmann (Hrsg.)

Multiple Sklerose –
Schock und Chance

Eine Dokumentation des Literaturwettbewerbs
»Krankheitsbewältigung durch Schreiben«.
Herausgegeben von der DMSG und dem Frieling-Verlag Berlin

FRIELING

Betreuung des Schreibwettbewerbs: Iris Röder
Redaktionelle Betreuung der Dokumentation: Zdenka Hruby

Bibliografische Information der Deutschen Bibliothek
Die Deutsche Bibliothek verzeichnet diese Publikation in der
Deutschen Nationalbibliografie; detaillierte bibliografische Daten
sind im Internet über http://dnb.ddb.de abrufbar

© Frieling-Verlag Berlin.
  Eine Marke der Frieling & Huffmann GmbH
  Rheinstraße 46 • D 12161 Berlin
  Telefon: (0 30) 76 69 99-0
  www.frieling.de

ISBN 3-8280-2333-9
1. Auflage 2006
Umschlaggestaltung: Michael Reichmuth
Sämtliche Rechte an den einzelnen Beiträgen sind den Autoren vorbehalten
Printed in Germany

Inhaltsverzeichnis

Zum Geleit

Auswahl der zwölf besten Beiträge des Literaturwettbewerbs „Krankheitsbewältigung durch Schreiben"

Autorenspiegel

Einführung zum Literaturwettbewerb für MS-Kranke und deren Angehörige

Die therapeutische Wirkung des Schreibens ist durch große Namen wie Rainer Maria Rilke (Duineser Elegien) belegt, mittlerweile auch in der Medizin, besonders in der Psychotherapie, anerkannt. Schreiben hilft, Zugang zu sich selbst und zu anderen zu finden, Lebenszusammenhänge zu erkennen, und fördert so die persönliche Entwicklung. Schreibtherapie kann entlasten und Leid lindern: Wer seine Probleme, Ängste und Sorgen zu Papier bringen oder literarisch verarbeiten kann, findet Distanz zu ihnen und kann sich neu ordnen.

Um diese Form der Selbsthilfe, die jeder nutzen kann, zu unterstützen, riefen der Bundesverband der **Deutschen Multiple Sklerose Gesellschaft** und der Berliner **Frieling-Verlag** am 1. April 2005 einen Schreibwettbewerb zum Thema »*Krankheitsbewältigung durch Schreiben*« aus. MS-Kranke und deren Angehörige waren aufgefordert, ihre Erfahrungen und Schicksale aufzuschreiben oder literarisch zu verarbeiten sowie Strategien und Hilfestellungen an andere Betroffene weiterzugeben. Die Auslobung des knapp dreimonatigen Wettbewerbes wurde in »aktiv«, der Verbandszeitschrift der DMSG, sowie in der Tages- und Fachpresse veröffentlicht.

Persönlichkeiten des öffentlichen Lebens, so die *Patientenbeauftragte der Bundesregierung, Frau Helga Kühn-Mengel*, die *Journalistinnen Frau Dr. phil. Adelheid Müller-Lissner, Der Tagesspiegel*, und *Frau Dr. Irmtraud Gutschke, Neues Deutschland*, die *Vorsitzende des Bundespatientenbeirats der DMSG, Frau Dr. Edeltraud Faßhauer*, der Verleger des *Frieling-Verlages Berlin, Dr. Johann-Friedrich Huffmann*, und die *Cheflektorin Kathrin Kowarsch* wählten aus den Einsendungen die drei besten Texte aus. Insgesamt erreichten das Berliner Verlagshaus 153 Wettbewerbsbeiträge. Die Preisverleihung fand am 9. Dezember 2005 in feierlichem Rahmen im Kleisthaus Berlin statt.

Die Texte der ersten drei Gewinner werden in der *Frieling*-Anthologie »Die großen Themen unserer Zeit – Autoren im Dialog« veröffentlicht, der Erscheinungstermin liegt im Juni 2006.

Darüber hinaus sind die besten zwölf Texte in der vorliegenden Dokumentation zum Litereraturwettbewerb versammelt.

Warum ein Schreibwettbewerb »Krankheitsbewältigung durch Schreiben«?

Grußwort des Verlegers, Dr. Johann-Friedrich Huffmann

Oft erreichen das Lektorat Manuskripte, die ganz persönliche Lebensgeschichten enthalten. Mutig und offen werden hier die unterschiedlichsten Autobiografien und Lebenswege dokumentiert. Glückbringende Ereignisse, Erfolge, Niederlagen und erschütternde Schicksalsschläge wie die mühsame und schwierige Bewältigung von Krankheiten – all dies wird freimütig offenbart. Immer wieder sind Krisen ein Anlass, mit dem Schreiben zu beginnen – so sind im *Frieling-Verlag* unter anderem Erfahrungsberichte zu den Themen Borderline, Schizophrenie, Alkoholismus und Multiple Sklerose veröffentlicht worden. Eindrucksvolle Texte von MS-Erkrankten, die sich auf unterschiedlichste Weise schreibend mit ihrer Krankheit auseinander setzen – einer Krankheit, die jeden Lebensplan von Grund auf ändern kann. Gemeinsam ist all jenen Werken, dass sie aus der Perspektive von Betroffenen verfasst worden sind, und dadurch eine Authentizität aufweisen, die man in der Fachliteratur vergeblich suchen wird. Unabhängig davon, wie sich diese Autoren ihrer Erkrankungen nähern, können nahezu alle bezeugen, dass die schriftstellerische Auseinandersetzung ihre Bewältigung unterstützt und eine Linderung des Leidensdruckes bedeutet, der auf den Betroffenen lastet.

Vor diesem Hintergrund initiierte der *Frieling-Verlag Berlin* zusammen mit einem kompetenten Partner, dem Bundesverband der Deutschen Multiplen Sklerose Gesellschaft, den Literaturwettbewerb »*Krankheitsbewältigung durch Schreiben*«, um die positiv-therapeutische Wirkung des Schreibens für einen großen Kreis von Betroffenen erfahrbar zu machen.

Gleichzeitig möchte ich mit diesem gemeinschaftlich ausgerufenen Wettbewerb über mein verlegerisches Wirken hinaus gesellschaftliche Verantwortung übernehmen und all jenen Sympathie zollen, die tagtäglich mit der Krankheit konfrontiert sind.

Alle Emotionen, Verzweiflung, und unbeugsamer Lebenswille, Mut und gelegentliche Resignation, aber auch Humor und Leichtigkeit, sind in die Zeilen der Wettbewerbsbeiträge eingeflossen. Den Lesern eröffnet sich ein tiefer Einblick in die Erfahrungswelt an MS Erkrankter und dadurch behinderter Menschen, die durch den Versuch geprägt ist, ein möglichst integriertes Leben zu führen. Verständnis und ein besseres Miteinander können so gefördert werden, wobei die literarisch künstlerische Qualität der Beiträge ihr Übriges tut, um für das spezifische Erleben der von MS betroffenen Menschen zu sensibilisieren. Dies macht umso deutlicher, dass die Texte nicht nur für ihre Verfasser wichtig und hilfreich sind, sondern darüber hinaus noch eine bedeutende gesellschaftlich-integrative Funktion innehaben.

Dr. Johann-Friedrich Huffmann
Verleger

Grußwort der Bundesgeschäftsführerin der DMSG, Bundesverband e. V., Dorothea Pitschnau-Michel, M.A.

Wie ein Blitz aus heiterem Himmel trifft die Diagnose „Multiple Sklerose" Menschen, die mitten im Leben stehen, und zerstört von heute auf morgen Lebensentwürfe, macht Wünsche, Träume, Hoffnungen zunichte. Angst, Zorn und Trauer, die bangen Fragen, wie wird es weitergehen, was kommt da alles auf mich zu, kann mir geholfen werden, wie reagiert meine Umwelt, wie sag ich es meinen Liebsten, greifen Raum und lassen kaum noch klare Gedanken zu. Nach diesem ersten Schock erwacht aber auch Widerspruchsgeist, ein „Jetzt erst recht! Diese besondere Herausforderung, die das Schicksal mir aufdrückt, nehme ich an. Ich werde mein Leben mit und vor allem trotz der Krankheit in den Griff bekommen und das Beste daraus machen". Mit ganz unterschiedlichen Bewältigungsstrategien entscheidet sich jeder für den für ihn besten Weg. Zu schreiben ist eine Möglichkeit, sich zu entlasten und Leid zu lindern. Seine eigene Geschichte in Worte zu fassen, heißt auch, sich mit der Krankheit auseinander zu setzen und damit sich der Herausforderung zu stellen. Dies hat die überwältigende Resonanz auf den Schreibwettbewerb „Krankheitsbewältigung durch Schreiben", den der *Frieling-Verlag Berlin* gemeinsam mit der *Deutschen Multiple Sklerose Gesellschaft (DMSG)* veranstaltet hat, sehr eindrucksvoll gezeigt. Die in diesem Taschenbuch veröffentlichten zwölf besten Texte der engeren Jury-Auswahl – darunter auch die drei Siegerbeiträge – belegen, wie ein Talent genutzt werden kann, sich selbst, aber auch anderen bei der Bewältigung des Lebens mit MS zu helfen. Es sind Geschichten, die Mut machen, sich nicht aufgeben, sondern sich und anderen zu beweisen, dass das Leben weiter geht und dass es lebens- und liebenswert ist.

J. Pitschnau-Michel

Dorothea Pitschnau-Michel, M.A.
Bundesgeschätsführerin der DMSG, Bundesverband e. V.

Grußwort des Schirmherrn der DMSG, Bundesverband e.V., Christian Wulff, Ministerpräsident von Niedersachsen, MdL

Multiple Sklerose ist mehr als eine Krankheit, viel mehr als nur ein medizinisches Problem. Multiple Sklerose verändert das Leben, jeden Tag und von Grund auf, denn die Konsequenzen im Alltagsleben sind schwerwiegend und mitunter bitter. Und ganz gleich, welche Veränderungen und Fortschritte bei der Erforschung und Behandlung der MS errungen werden können, für den Einzelnen hat das Leben mit MS immer eine individuelle Bedeutung. Dass es vielen Erkrankten trotzdem gelingt, die oft großen Beeinträchtigungen, die dazu noch häufig nach außen gar nicht sichtbar werden, zu meistern und mit ihnen leben zu lernen, ist eine Leistung, die großen Respekt verdient. Wenn es darüber hinaus glückt, durch das eigene Beispiel, auch anderen Wege aus der Verzweiflung zu weisen, so kann dies gar nicht hoch genug geschätzt werden. Der Literaturwettbewerb »Krankheitsbewältigung durch Schreiben«, den die Deutsche Multiple Sklerose Gesellschaft, Bundesverband e.V. gemeinsam mit dem Berliner Frieling-Verlag initiiert und durchgeführt hat, ist der beste Beweis dafür, dass es Möglichkeiten gibt, Menschen zu animieren, ihre eigenen Bewältigungsstrategien zu finden und damit nicht nur sich selbst, sondern auch anderen zu helfen, das Leben mit der Krankheit anzunehmen. Die in diesem Buch veröffentlichten Geschichten wiederum beschreiben Schicksale, fassen Gefühle und Situationen in Worte, in denen sich viele MS-Erkrankte wiederfinden. Diese Geschichten ermutigen, die Zukunft in einem positiven Licht zu sehen. Und sie dokumentieren: es ist mein Leben und nicht das der Krankheit.

Christian Wulff
Schirmherr der Deutschen Multiple Sklerose Gesellschaft, Bundesverband e.V.
Ministerpräsident von Niedersachsen, MdL

Grußwort der Beauftragten der Bundesregierung für die Belange der Patientinnen und Patienten, Helga Kühn-Mengel, MdB

Sehr geehrte Damen und Herren,

ich freue mich sehr, als Patientenbeauftragte der Bundesregierung und als Jurymitglied des Schreibwettbewerbes einige Worte an Sie richten zu dürfen. Sie sehen es mir sicherlich nach, wenn ich hier im Kleisthaus mit einem Zitat aus Hermann Hesses „Siddhartha" einleite:

> *„Es wird immer gleich ein wenig anders, wenn man es ausspricht."*

Wir alle wissen, wie positiv der Prozess des Aufschreibens sein kann. Wer schon einmal ein Tagebuch geschrieben hat, weiß, dass der Blickwinkel sich häufig ändert oder klärt, sobald es niedergeschrieben ist. Dies gilt besonders in extremen Lebenssituationen, umso mehr in einer temporär krisenhaften Zeit mit schwerer Erkrankung, die bewältigt werden muss. Und hier genau setzt der Schreibwettbewerb für Multiple Sklerose-Erkrankte an. Als Motivation zur Krankheitsbewältigung in dem Bemühen, bereits bestehende oder erwartete Belastung durch die Krankheit psychisch, emotional, kognitiv oder durch zielgerichtetes Handeln aufzufangen, auszugleichen, zu meistern oder zu verarbeiten. Die Bewältigung der Probleme, die eine Krankheit mit sich bringt, ist ein prozesshaftes Geschehen, das sich sowohl in zeitlich und inhaltlich unterscheidbare Verarbeitungsmodi als auch unterschiedliche Stile differenzieren lässt. Wir wissen um die unterschiedlichen Phasen der Bewältigung:

Die **erste Phase** einer Erkrankung geht häufig einher mit einem Schock: Die Konfrontation mit der Diagnose einer schweren Erkrankung, womöglich mit körperlichen Einbußen der Funktionalität und dem „Funktionieren", mit Schmerzen, mit einem sich verschlimmernden Verlauf, führen häufig zu einem „Sturz aus der Wirklichkeit", zu Unruhe und Angst. Hiervon sind dann alle Familienangehörigen und Freunde betroffen, wie man zum Teil auch den verschiedenen Beiträgen entnehmen kann.

Kognitive (intellektuelle) Fähigkeiten zeigen sich dann oft (vorübergehend) eingeschränkt. Häufig wird nach Wegen gesucht, die Bedrohung durch die Diagnose zu reduzieren. All diese Prozesse gehören meiner Meinung nach zur Krankheitsbewältigung: Selbst das „Nicht-wahrhaben-wollen" hat eine Pufferwirkung, die es dem Patienten bestenfalls ermöglicht, die Tatsache, wirklich krank zu sein, nach und nach annehmen zu können.

Die zweite Phase wird häufig durch Aggression mit der Frage „Warum gerade ich?" begleitet. Die Patienten sind wütend, gekränkt und enttäuscht über den Einbruch der Krankheit in ihr Leben.

Die **dritte Phase** ist häufig von Depression gekennzeichnet: „Was bin ich noch wert?" – Durch die vielfach mit der Erkrankung verbundene zunehmende Funktionseinschränkung von Gliedmaßen, durch Schmerzen, Rollenverluste (z. B. als Familienversorger), durch Veränderungen des Körperbildes etc. kommt es zu einem Einbruch des Selbstwertgefühls bis hin zu einer existentiellen Verzweiflung der Patienten. Ihre Verletzlichkeit hat zugenommen.

Und am **Ende sollte die Phase des Akzeptierens** der Krankheit stehen. In diesem Abschnitt der Krankheitsverarbeitung haben die Patienten ihre Erkrankung angenommen, neue Rollendefinitionen für sich entdeckt und somit auch ihren Platz im Leben wieder gefunden. Leider ist das Erreichen dieser Phase nicht selbstverständlich, sie wird nicht immer erlangt. Diese Phasen werden in unserem Gesundheitssystem wenig berücksichtigt. Sie werden häufig nicht respektiert, sie werden noch zu selten zur Mobilisierung der Selbstheilungsprozesse genutzt.

Daher bin ich für die Auslobung des Schreibwettbewerbes so dankbar.

Ein solcher Schreibwettbewerb setzt nämlich genau hier an. Und zwar indem er den aktiven, zupackenden Bewältigungsstil fördert. Dieser Bewältigungsstil zeichnet sich dadurch aus, dass der oder die Betroffene die Krankheit als Herausforderung ansieht und sich problemorientiert und informiert mit ihr auseinander setzt. Viele der eingereichten Kurzgeschichten sind ein Zeugnis von diesem Prozess.

Und in einigen der mit großem Talent und Ehrlichkeit geschriebenen Texte wird deutlich, wie wichtig soziale Kontakte gerade im Krankheitsfall sind. Der Umgang mit Depressionen, Hilflosigkeit und Schmerzen wird durch die Aktivierung eigener Fähigkeiten um ein vielfaches leichter. So gesehen ist ein Schreibwettbewerb **„Hilfe zur Selbsthilfe".**

Bei solchen Krankheiten haben sich Entspannung, Visualisierung (bildhafte Vorstellungen) und Imagination (Wahrnehmung unbeabsichtigter innerer Bilder) als hilfreiche eigene Ressourcen bewährt. Hier ist das „Aufschreiben" sicher ein geeignetes Mittel der Wahl. Deswegen möchte ich mich bei der *Deutschen Multiple Sklerose Gesellschaft* und dem *Frieling-Verlag Berlin* für die Ausrichtung dieses Schreibwettbewerbes bedanken.

Helga Kühn-Mengel, MdB
Patientenbeauftragte der Bundesregierung

Deutsche Multiple Sklerose Gesellschaft – eine starke Partnerin im Kampf gegen MS

Was ist Multiple Sklerose?

Mehr als 120.000 Menschen in der Bundesrepublik leiden an Multipler Sklerose (MS), jährlich ist mit 3.000 Neuerkrankungen zu rechnen. Bei dieser häufigsten Erkrankung des zentralen Nervensystems wird die Myelinschicht – sie umhüllt als Schutz die Nervenbahnen und sorgt für eine reibungslose Impulsweitergabe – aus bislang unbekannter Ursache wahllos und an unterschiedlichen Stellen angegriffen und zerstört. Die Nervensignale werden nur verzögert weitergeleitet.

Kaum eine andere Erkrankung gibt sich auf so vielfältige Weise zu erkennen wie die MS. Die Symptome und die mit ihnen einhergehenden Beeinträchtigungen variieren, sie reichen von Taubheitsgefühlen über Seh-, Koordinations- und Konzentrationsstörungen bis zu Lähmungserscheinungen. Hinzu kommen nicht selten auch psychische Verstimmungen. Die Krankheit verläuft meist in Schüben, betrifft in der Regel mehr Frauen als Männer und bricht urplötzlich gehäuft zwischen dem 20. und 40. Lebensjahr aus. Allerdings wurde auch bei Kindern bereits MS festgestellt.

MS ist weder ansteckend noch eine Erbkrankheit. Mit Hilfe neuester Technologien wird versucht, das Rätsel MS zu lösen; therapeutische Fortschritte sind bereits erzielt worden. MS lässt sich wenn auch nicht heilen, so inzwischen doch behandeln. Neue Medikamente senken die Schubraten und umfassende Rehabilitationsmaßnahmen verringern die Folgen der Krankheit.

Die Deutsche Multiple Sklerose Gesellschaft – über 50 Jahre Hilfe für MS-Erkrankte

Forschen, helfen, aktiv leben und informieren – diese vier Schwerpunkte stellen die heutige Arbeit der Deutschen Multiple Sklerose Gesellschaft dar. Seit 53 Jahren erbringt die DMSG mit Bundesverband, 16 Landesverbänden und 950 Selbsthilfegruppen, 341 hauptamtlichen und 5 657 ehrenamtlichen Mitarbeitern und Mitarbeiterinnen als Selbsthilfe- und Betreuungsorganisation, Interessen- und Fachverband spezifische Dienstleistungen, um die Auswirkungen der Krankheit zu mildern.

Zentrale Aufgaben sind die Förderung und Intensivierung der Forschung, Aufklärung über Entstehung, Diagnose- und Therapiemöglichkeiten, Beratung in medizinischen, rechtlichen, beruflichen und privaten Fragen, Schulungsangebote für Angehörige und Pflegekräfte, Bereitstellung von mobilen Hilfs- und Fahrdiensten, Trägerschaft von Spezialkliniken und Wohnobjekten, Mobilitätstraining, Initiierung von gemeinsamen Veranstaltungen und Gesprächskreisen sowie die Organisation von wissenschaftlichen Symposien. Im Rahmen dieses breit gefächerten, bedarfsorientierten Leistungsspektrums spielen die Erstellung und Publizierung von Informationsmaterialien (Broschüren, Ratgeber, Infoblätter, Leitlinien, Forschungsberichte) sowie eine ausgewogene Öffentlichkeitsarbeit auch eine große Rolle. Dem Vorstand des Bundesverbandes wie auch jedem Landesverband stehen jeweils ein Ärztlicher Beirat und ein Patientenbeirat zur Seite.

Die DMSG hat gegenwärtig 46.380 Mitglieder.

Die DMSG ist auf Spenden angewiesen. Die finanzielle Förderung durch Einzelpersonen, Unternehmen und Institutionen bildet mit die Voraussetzung für das starke Engagement der DMSG für mehr Lebensqualität, mehr Lebensfreude, für ein selbstbestimmtes Leben mit und vor allem trotz der unheilbaren Erkrankung.

Als aktives Mitglied sowohl in der Multiple Sclerosis International Federation (MSIF) wie in der European Multiple Sclerosis Platform (EMSP) setzt sich die DMSG für einen weltweit einheitlichen Qualitätsstandard in der Versorgung von MS-Patienten ein und arbeitet an dem visionären Ziel „eine Welt ohne MS" mit allen ihr zur Verfügung stehenden Mitteln mit.

Auswahl der zwölf besten Beiträge
des Literaturwettbewerbs
»Krankheitsbewältigung durch Schreiben«

Mein, noch immer

Petra Hechler

1. Preis

Die Frau im Nachbarbett weint mit ihrer Infusion um die Wette.

Stetig tropft die klare Flüssigkeit aus dem transparenten Plastikbeutel im chromglänzenden Halter über ihrem Kopf in das gläserne Röhrchen des Infusionsspiegels, stetig tropfen auch die Tränen der Frau. Rinnen über die Schwelle kurzer Wimpern hinab auf Wangen, die gerötet sind wie von großer Anstrengung. Dem aussichtslosen Kampf gegen allzu große Gefühle vielleicht. Still und ohne ein einziges Schniefen, ganz ohne Schluchzen rinnen diese Tränen. Unaufhaltsam. Über die Wangen der Frau hinab ins polarweiße Krankenhauslaken, das krampfhaft gehalten und gedrückt wird bis unters Kinn von zwei raugearbeiteten Händen. In einer von ihnen stecken, dezent überklebt von hautschonendem Leukosilk, die Butterfly-Nadel der Infusion und der ebenfalls festgeklebte Plastikschlauch mit der tränenklaren Flüssigkeit. Seit einer Viertelstunde schon weint die Frau. Bewegungslos, bis auf das Zucken ihrer Schultern. Der Bauch, den die gnadenlos reine Krankenhausdecke verbirgt, ist kaum gewölbt, und ich frage mich unwillkürlich, ob auch diese Frau hier ist, weil ihr jemand gesagt hat, was das Beste ist. Unter diesen Umständen.

Meine Gedanken schweifen ab. Drehen mühelos Schleife um Schleife und die Zeit zurück: um so erstaunlich wenige Wochen ja nur.

An die in sanftem Eierschalenbeige gestrichene Praxis denke ich, in der es immer ein wenig nach verblühtem Hagebutten-Potpourri riecht, das Sprechzimmer mit den traumblauen Bildern an den Wänden, das vage grüne Schimmern des Ultraschallgeräts im abgedunkelten Nebenraum. Ich denke an das ernste Gesicht meines Frauenarztes mir gegenüber. Und an das brennende Häufchen Worte auf dem Tisch zwischen uns …

Das Erste, was mir gesagt wurde damals, war nicht etwa die hohe Wahrscheinlichkeit genetischer Unversehrtheit dieses winzigen Funkens von Leben tief in meinem Leib – das Erste, was ich hörte, nach der knappen Feststellung ungeplanter Tatsachen, war: „Wollen Sie sich das wirklich zumuten …?" Worte wie giftschweres Blei, mitfühlend injiziert mit professioneller Weitsicht: „Wollen, oder vielmehr: *können* Sie sich das denn zumuten in Ihrer Lage?" So höre ich den Arzt noch immer fragen, meinen Frauenarzt mit den erloschenen Augen von der

Farbe dunklen Bernsteinimitats. Seine Stimme sanfter noch als sonst: „In *Ihrer* Situation", so hat er gesagt. „Die ganze Belastung, körperlich und seelisch … Der Stress! So ein Baby – das ist ja doch kein Kinderspiel …" Und unwillkürlich hat er ein bisschen gelacht. Verlegen amüsiert über das unbeabsichtigte Wortspiel. „Wollen Sie sich das wirklich aufbürden in Ihrer Situation?", das war es, was er dann, wendig wieder betroffen, zu mir sagte. Seine eigentlichen Gedanken verschwieg er höflich. Gleichwohl sie nur allzu deutlich doch herausdrängten aus den leeren Räumen zwischen seinen sachlichen Worten: unausgesprochene Gedanken wie stille kleine Todesurteile, gnadenlos kategorisierend: Schwerbehindert, vom Partner gerade erst sitzen gelassen und jetzt auch noch schwanger – wie soll das gehen? Wie gelingen? Ausgerechnet ihr, der doch jetzt schon Schwachgekämpften … Das war es wohl, was er dachte. Dass er es nicht aussprach, dafür war ich dem Arzt unendlich dankbar. Und ließ mir verständig nickend erzählen von der „vernünftigen Alternative", die „zwar traurig, aber gewiss doch das Beste sein dürfte" in dieser meiner Situation. Ließ Worthülsen wie medizinische Indikation, Vakuumaspiration und Kürettage regnen auf mein wehrloses, nacktes Gesicht. Vielfach und belanglos wie buntes Laub, das auf die Erde fällt an einem sonnigen Herbsttag, so waren sie: ein großer, unruhig raschelnder Haufen wohlmeinender Worte um mich herum … Nicht eines davon war das meine; nicht eines davon war froh.

„Es ist allein Ihre Entscheidung natürlich!", betonte der Arzt, und seine harzbraunen Augen mieden meinen Blick. Konsequent. Denn was er eigentlich sagen wollte, war wohl eher so etwas wie: Es ist doch besser so … Und dass er mich nicht verurteilte, dass niemand mich jemals verurteilen würde, wenn ich mich – nur zu verständlich doch! – entschiede für eben dieses Beste. In meiner Situation. Und unter diesen Umständen.

„Es ist allein meine Entscheidung", wiederholte ich folgsam. Und was das Beste sei, auch meiner eigenen Meinung nach. Da müsse man doch rational herangehen, so sagte ich. Mit brüchiger, doch entschiedener Stimme. Und ich glaube, ein ganz kleiner Teil von mir hat in dem Moment wirklich geglaubt, was ich sagte. Der andere Teil aber, der stillere, der schluckte verstört ein kleines Widerwort … Für mehr fehlte die Kraft. Wieder einmal. Wie mir für so vieles die Kraft fehlt in letzter Zeit.

Die Formalitäten zu dem, was von da an diskret nur noch „der Eingriff" genannt wurde, waren erstaunlich schnell erledigt und unerwartet unkompliziert. Nach angemessener, doch nicht zu langer Bedenkzeit dann die Anmeldung in der hiesigen Klinik. Denn auch das ist besser so: auf Nummer Sicher gehen eben. Bloß kein Risiko. Mit der versehrten Mutter ... Und weil es nun mal das Beste so ist. Einfach jeder hat es verstanden.

Meine Gedanken kehren in die so sorgsam vorgeplante Gegenwart zurück, sitzen rastlos grübelnd mit mir im gemachten Krankenhausbett.

Ich denke an meine Entscheidung und versuche, so zu tun, als würde ich die Tränen meiner Bettnachbarin nicht bemerken. Einmal mehr kommt mir die Argumentation meines Arztes und meiner Vernunft in den Sinn. Und ich frage mich verzagt, warum ich in den letzten Wochen immer bedrückter geworden bin anstatt erleichtert. Wo es doch so das Beste ist und meine Entscheidung weiter nichts als folgerichtig.

Das Beste ist das Beste, ist das Beste! Sagt mein Verstand.

Oder etwa nicht ...? Fragt mein Herz. Selbst jetzt noch ...

Das Beste ist schlüssig und von steinharter Logik. Nervös zupfe ich einen losen Faden aus dem Ärmel meines geblümten, bequemgetragenen Nachthemds, das ich vorhin schon angezogen habe, bevor ich mich ins wartende Bett setzte. Aufrecht, mit erhöhtem Kopfteil, so habe ich mir die Matratze gerichtet, bevor ich mich setzte. Ebenso aufrecht. Ganz, als hieße hinlegen schon Kapitulation, hieße Anerkennung des Status „krank". Schwerbehindert eben ...

Ich denke an meines Frauenarztes Worte zwischen den gesprochenen Worten und an die Wahrheit unter der dünnen Haut der Logik. Verstohlen schiele ich nach der Weinenden im Bett neben dem meinen. Und frage mich, ob auch ich morgen dann so weinen werde ... Einer dieser kleinen „Stromstöße" durchfährt mein heillos lädiertes Nervensystem, als ich verzagt den Kopf senke: Das ist das L'Hermitte-Syndrom. Krankheitstypisch, sagt man. Einer dieser bleibenden Schäden eben. Weder zu ändern noch zu beeinflussen. Wie es eben so vieles nun gibt, das ich nicht mehr ändern kann ... Denke ich (ekelhaft ergeben ...). So vieles, das mein Leben, das mich nun steuert. Ob ich will oder nicht – unheilbar ausgeliefert, für immer und in allen Aspekten meines behinderten Lebens, das bin ich nun mal. So spricht weise die Vernunft. Kein Platz für neue Bürden. Es ist besser so. Was aber wird dann aus *mir* bei alledem ...?, erwidert mein pochendes Herz trotzig. Was wird aus meinen Lebensträumen? Sollen die alle vorbei sein und vergessen – einer Krankheit wegen ...? Lebe ich nun nur noch für sie, für diese beiden trügerisch simplen Buchstaben, M und S? Und bleibt denn dabei so gar nichts mehr übrig – einfach nur für *mich* ...? Das fragt mein Herz. Nur zu berechtigt. Fragt es so. Und sein Flüstern ist lauter noch als die mahnend erhobene Stimme der Vernunft ...

Ein heftiger Spasmus durchfährt schmerzhaft meine Beine, als ich sie zu schnell, zu ruckartig anziehe.

Und da ist es plötzlich Wissen, ist Sicherheit, die mir in die Seele fällt, ganz unvermittelt. Blitzzuckend schnell und ungerufen. Unüberspürbar, ganz wie das neurologische Irrlichtern in meinem kranken Körper. Ich will nicht weinen, so denke ich, ich will nicht weinen müssen um das, was doch das Meine ist, noch immer! Und das ist die Wahrheit. Wahrheit kann federleicht sein und lautlos wie ein ganzer See stiller Tränen ... Und das Kind von Wissen und Sicherheit heißt Mut. Der kleine Bruder der Wahrheit. Als er das erste Mal seine Stimme erhebt, da spricht er schon ein Machtwort:

„Mein, noch immer!"

So sagt der Mut. Laut und vernehmlich. Es ist noch immer *mein* Leben – nicht das meiner Krankheit. Und es ist *mein* Kind. Noch immer mein Kind. Ganz gleich, wie schwierig, wie mühsam, wie kräftezehrend unwägbar die Zukunft auch aussehen mag – kein Schicksal wird sie mir nehmen. Und erst recht nicht dieses sorglos in mir schlummernde kleine Leben. So denke ich. Und staune. Über die Schlichtheit der Wahrheit. Und wie erleichtert ich mich plötzlich fühle ...

Als ich die Bettdecke abstreife, die beiden wie immer viel zu schweren Beine aus dem Bett hebe, vorsichtig, und nach dem mintgrünen Griff meiner neuen Gehhilfe taste, als ich langsam, aber eilig zum Schrankfach balanciere, das mir zugewiesen wurde, und als ich aus dem verwaschenen Blümchenflanell mich winde und wieder hinein in die Kleidung, in der ich gekommen bin – da hat die Weinende im Bett neben mir schon leise zu schnarchen begonnen ... Ihr Kummer hat sie sicher geleitet in den Schlaf. Wie auch mich das Machtwort des Mutes jetzt lotst, unmissverständlich wie ein heller Hoffnungsschimmer in dunkler Nacht. Der hochschwangere moosgrüne Leinenbeutel, prall gefüllt mit Nachthemd und Kulturtasche und dem Buch zur Ablenkung, zieht schwer an meiner Schulter, als ich den Heimweg antrete. Bedächtig stolpernd und beinschwer schlurfend wie immer. Leise, sehr leise schließe ich die gepolsterte Tür des Krankenzimmers hinter mir. Ich habe mich entschieden. Und es fühlt sich richtig an. Jetzt endlich.

Auf dem Gang kommt mir die freundliche Stationsschwester entgegen, die mir vorhin das Zimmer zugewiesen hat, unter dem Arm den angekündigten Packen weiterer Formulare. Als sie meine Tasche sieht, meinen Mantel, ist keine Verwunderung in ihrem Gesicht.

„Ich habe mich doch anders entschieden", sage ich. Verlegen. Fast wie entschuldigend. Und meine Blicke fallen leise klirrend auf das lindgrüne Linoleum des Krankenhausflurs.

„Ich sehe", sagt sie. Sagt die Schwester. Und als ich aufblicke, finden meine Augen die ihren kein bisschen erstaunt. Nicht einmal ungehalten über den ganzen Aufnahmeaufwand, der nun ja doch ganz umsonst war.

„Ja, ich habe mich doch anders entschieden!", sage ich noch einmal. Erhobenen Hauptes jetzt. Mit Nachdruck sage ich das, ganz, als spräche ich endlich etwas aus, das klar war von Anfang an schon. „Und ich glaube, es ist gut so." Sagt mein Herz, sage ich. Und das ist die Wahrheit.

„Ich sehe", sagt die Schwester noch einmal, und dann: „Das glaube ich auch ..." Ihr Mund beginnt zu lächeln. Wie ihre Augen. „Na dann: Alles Gute, Ihnen und Ihrem Baby!", so sagt sie noch. Mit Nachdruck.

Da kullern mir plötzlich Tränen aus den Augen. Still und unaufhaltsam wie die der Frau im verlassenen Krankenzimmer. So viele Tränen ... Ich wusste gar nicht, dass ich sie noch übrig hatte. Aber es sind gute Tränen jetzt, denn lauthals jubelnd macht mir das Herz einen doppelten Luftsprung in der Brust, als ich weine. Unerschrocken erleichtert. Entschlossen. Und das ist der Mut, der da tanzt und singt in mir und seinen Triumph feiert über alle Logik und das fremde Beste.

„Danke", sage ich schlicht, noch bevor ich mich zum Gehen wende, und: „Das werden wir wohl beide gut gebrauchen können: alles Gute." Und mit der zweiten, der immer noch stocklosen Hand, die sich anfühlt wie ganz fremd und unbekannt, streiche ich mir vorsichtig über den noch kein bisschen gewölbten Bauch. In dem das Gute geborgen und sicher ruht:

Mein Kind, noch immer.

Und mein Leben.

Die Krankheit wird es mir nicht nehmen können.

Der Eindringling

Birgit Bernhard

2. Preis

Ich bin jetzt schon seit ungefähr zwei Jahren bei Anna. Aber es läuft nicht besonders gut mit uns. Sie mag mich nicht, sie lehnt sich gegen mich auf. Sie ignoriert mich. Sie verabscheut mich. Sie hasst mich. Sie will mich nicht – und doch bin ich da. Und gehe nicht so einfach wieder fort.

Ich weiß selbst nicht so recht, warum ich da bin. Aber wer weiß das schon? Wer kann schon von sich behaupten, zu wissen, was seine Aufgabe in diesem Leben ist? Warum wir da sind und woher wir kommen. Das stört mich eigentlich auch nicht. Aber Anna stört es. Sie stört es ungemein, dass sie nicht weiß, womit sie mich verdient hat. Besser gesagt, warum ich mich einfach an ihre Fersen geheftet habe und sie nicht mehr in Ruhe lasse. Warum ich sie gängle, wo ich kann, sie unterdrücke, ihr den letzten Nerv raube, sie unglücklich mache. Manchmal wirft sie mir sogar vor, ich hätte sie in der Hand und würde ihr ganzes Leben bestimmen. Ich würde sie kaputtmachen, sie zerstören und nichts von ihr selbst zurücklassen.

Ich überlege, ob sie Recht hat. Ja und nein, denke ich. Aber um das zu erklären, muss ich wohl ein bisschen ausholen.

Vor fast genau zweieinhalb Jahren bin ich bei Anna eingezogen. Interessanterweise hat sie erst gar nichts davon mitbekommen. Ich schlich mich so unauffällig wie möglich in ihr Leben, und als sie mich bemerkte, war es zu spät. Da hatte ich mich schon eingenistet und wollte nicht mehr weg.

Ein bisschen kann ich verstehen, dass Anna mich nicht mag. Sie ist jung, gerade mal dreiundzwanzig, und sprüht vor Tatendrang. Sie hat das ganze Leben vor sich, beginnt gerade, auf eigenen Füßen zu stehen. Anna ist noch in ihrer Berufsausbildung, die ihr viel Spaß macht, und seit einem Jahr ist sie mit ihrer großen Liebe zusammen. Und sie glaubt tatsächlich, dass Markus der Mann ist, der der Richtige für sie ist, mit dem sie ihr Leben gestalten und Kinder haben möchte. Anna hat ein ziemlich genaues Bild in ihrem Kopf davon, wie ihr Leben aussehen soll. Ihr Lebensplan liegt ausgebreitet vor ihr. Alles könnte so schön einfach und geordnet sein in ihrem Leben. Wenn ich nicht wäre. Wenn ich nicht auf alles, was sie tut und denkt, was sie will und lebt, Einfluss nehmen würde.

Aber ich finde auch, dass sie mich ein bisschen verstehen könnte. In meinen Augen tue ich ihr doch gar nichts Böses, wenn ich sie auf das eine oder andere hinweise. Ja gut, es war nicht nett, als ich ihr die Steine in den Weg legte, als sie kurz vor ihrer Zwischenprüfung stand. Aber sie wollte ja nicht wahrhaben, dass sie sich viel zu viel zugemutet hatte. Der Umzug in die neue Wohnung, der Stress mit ihrem Exfreund, die Abendschichten im Café, um etwas dazuzuverdienen, und die Hilfe bei der Pflege ihrer Großmutter. Und das alles neben dem Prüfungsstress. Ich fand es in Ordnung, dass ich sie ein bisschen zum Stolpern brachte. Obwohl es nichts genützt hat. Als sie sich wieder aufgerappelt hatte, machte sie weiter wie zuvor. So, als gäbe es mich nicht. So, als würde sie mich weder wahrnehmen noch irgendeine Notiz von mir nehmen.

Sie hetzt durch den Tag, von einem Termin zum nächsten. Sie möchte es allen recht machen. Sie ist die perfekte Partnerin, liebevolle Tochter und verständnisvolle Schwester. Die ehrgeizige Berufsanfängerin, die keine Überstunde scheut. Sie hat ein offenes Ohr für jeden und kümmert sich um alles, als sei sie der Mittelpunkt der Welt. Nur um sich selbst, da kümmert sie sich nicht. Und um mich natürlich noch viel weniger.

Ich weiß nicht, ob wir auf Dauer so miteinander auskommen werden. Es kommt mir manchmal so vor, als würde ich türkisch mit ihr reden, weil sie nichts zu verstehen scheint. Freilich, ja, es ist eine andere Art von Sprache, deren ich mich bediene, und wahrscheinlich ist Anna noch nicht so geübt darin. Aber ich finde, sie könnte wenigstens mal versuchen, ein bisschen hinzuhören. Es kommt mir manchmal so vor, als würde Anna mich in eine dunkle Kiste sperren, die schalldicht ist. Und ich tobe darinnen herum und wüte und schreie und trete um mich. Doch ich kann tun, was ich will, sie hört mich nicht. Will mich nicht hören, will mich nicht wahrhaben. Sicher verschlossen an einem Ort, der geheim und unzugänglich ist, versteckt sie mich vor der Welt und vor allem vor sich selbst. Aber das lasse ich einfach nicht mit mir machen. Und ich beweise ihr ja auch immer wieder, dass ich stark genug bin, um mich selbst aus der Kiste zu befreien.

Ich kann doch auch nichts dafür. Ich bin nun mal so, wie ich bin. Und zu meinem Wesen gehört eben etwas Zerstörerisches. Keiner weiß, warum ich so bin, aber ich kann einfach nicht aus meiner Haut heraus. Und solange Anna mir nicht irgendeinen Raum in ihrem Leben gibt, in dem ich friedlich existieren kann, werde ich auch keine Ruhe geben. Ich merke nämlich, dass auch ich viel aktiver bin, wenn Anna sich überfordert. Ich kann dann einfach nicht still bleiben. Muss etwas tun, um sie zu bremsen. Aber da ich im Grunde stumm bin und nicht zu ihr sprechen oder ihr einen Brief schreiben kann, in dem ich erkläre, was ich eigentlich von ihr möchte, muss ich mich weiterhin der Dinge bedienen, die mir zur Verfügung stehen.

Ich weiß, dass es Dinge gibt, die Anna besonders hinterhältig an mir findet. Das eine, sagt sie, ist das Auf und Ab, das ich ständig mit ihr veranstalte. Eine Zeit lang hänge ich wie eine Klette an ihr, und auf einmal, scheinbar aus heiterem Himmel, lasse ich sie wieder los. Sie wiegt sich in Sicherheit für geraume Zeit, und genau dann, wenn sie es am wenigsten erwartet, schlage ich erneut zu. Sie sagt, es komme ihr so vor, als sei ich eine Katze, die ihre Beute nicht gleich tötet, sondern immer wieder mit ihr spielt, sie in trügerische Sicherheit wiegt, um dann aus dem Hinterhalt wieder anzugreifen.

Was sie auch noch besonders gemein an mir findet, ist, dass ich immer in ihr Leben eingreife, wenn sie ohnehin schon genug Stress hat. Aber das ist ein Trugschluss. Ich komme nicht extra zu solchen Zeiten, die eh schon schwierig sind, um sie noch mehr zu ärgern, sondern deshalb, weil sie sich überfordert, das aber selbst nicht wahrnimmt. Ich komme nicht noch als Krönung des ganzen Ärgers, den sie hat, sondern vielmehr als Folge davon. Aber das zu verstehen, wird sie wohl noch eine Zeit lang brauchen.

Manchmal glaube ich, dass Anna erst zur Ruhe kommen wird, wenn ich alles auffahre, was mir möglich ist. Wenn ich ihre Gefühle und Empfindungen betäube, ihre Arme anbinde, riesige Steinklötze an ihre Beine hänge und sie ans Bett fessle. Wenn ich ihr den Blick verneble und ihr Schmerzen zufüge wie mit einem Peitschenhieb.

Aber ich fände es doch schlimm, wenn ich all das tun müsste, um sie zur Vernunft zu bringen. Denn sie hat doch nur zwei Beine, um zu gehen, nur zwei Arme, um sich zu bewegen, und nur zwei Hände, um zu greifen. Nur zwei Augen, um zu sehen, zwei Ohren, um zu hören. Und wenn die Arme und Beine wie zerschlagen sind durch mich, die Augen getrübt und die Ohren betäubt, der Mund verschlossen ist, was bleibt ihr denn dann noch?

Wäre es da nicht besser, mir rechtzeitig etwas entgegenzukommen? Ich glaube nicht unbedingt, dass Anna mich selbst herbeigerufen hat oder Schuld daran trägt, dass ich gekommen bin. Ich glaube vielmehr, dass ein Teil unserer vertrackten Beziehung schicksalhaft ist. Aber ich glaube auch, dass Anna, wenn sie anfängt, ein bisschen auf mich zu hören, lernen kann, mit mir besser klarzukommen.

Vielleicht kann ich ihr dann doch noch eindringlicher begreiflich machen, dass ein Leben mit mir durchaus möglich ist. Dass man sich mit mir arrangieren kann. Dass das Leben nicht zu Ende ist, wenn so jemand wie ich bei so jemandem wie Anna einfach einzieht. Dass man es schaffen kann, mit mir so einigermaßen in Frieden zu leben.

Denn das ist es, wovor Anna eigentlich Angst hat. Dass ihr ganzes Leben dahin ist. Dass ich sie wie bei einer feindlichen Übernahme ganz vereinnahme. Dass sie ihre Berufsausbildung nicht zu Ende bringen kann. Dass sie niemals Geld verdienen und auf eigenen Füßen stehen wird. Dass Markus sie verlassen und sie niemals wieder einen Partner finden wird mit mir an ihrer Seite. Sie befürchtet auch, niemals ein Kind bekommen zu können, und ist sich sicher, niemals wieder auch nur einen einzigen Tag glücklich zu sein. Natürlich hat sie auch Angst vor den körperlichen Dingen, die ich ihr zufüge. Sie hat Angst, dass ich sie lähme und zur Salzsäule erstarren lasse. Und weil sie so viel Angst vor alldem hat, leugnet sie mich und macht weiter wie zuvor.

Ich muss gestehen, dass ich gerade dabei bin, noch mal so richtig zuzuschlagen. Es ist einfach wieder an der Zeit dafür. Und Anna weiß das auch. Manchmal macht es mir richtig Spaß, meinen nächsten Coup zu planen. Da geht das Gemeine, das Fiese, das Unberechenbare wieder mit mir durch. Was denk ich mir denn diesmal wieder Schönes aus? Was hatten wir denn noch nicht? Zum Glück stehen mir ja so viele Möglichkeiten zur Verfügung. Und ich entscheide mich, Anna torkeln zu lassen wie eine Betrunkene, und ich bin stolz auf mich, wie gut mir das gelingt. Allerdings ist das noch ein bisschen unspektakulär, und ich füge noch das eine oder andere hinzu. Ich habe ja für jeden Körperteil etwas auf Lager. Jetzt geht es ihr so richtig dreckig, und ich bin so richtig aktiv und kann gar nicht mehr aufhören damit, ihr wehzutun.

Nun kann sie nicht mehr aus, die Anna. Ich merke, wie eine Veränderung in ihr vorgeht. Sie fängt tatsächlich an, sich ein bisschen mit mir auseinander zu setzen. Sie lässt sich von Fachleuten beraten. Sie fängt an, etwas gegen mich zu unternehmen. Sie wird demnächst beginnen, mich mit einer Chemikalie zu bekämpfen, wie einen Schädling. Was mich nicht gerade begeistert. Aber vielleicht hilft mir das ja, ruhiger zu werden. Und es ist wohl ein erster Schritt. Nur bin ich überzeugt davon, dass die Chemikalie allein nicht ausreichen kann, solange die Basis zwischen uns nicht stimmt. Da wird Anna wohl noch ein bisschen an sich arbeiten müssen.

Ich muss zugeben, dass ich Anna nicht versprechen kann, dass die eine oder andere Befürchtung, die sie hegt, nicht vielleicht doch eintreffen wird. Oder dass ich mich künftig aus ihrem Leben ganz heraushalten werde, selbst wenn sie all das tut, um das ich sie bitte. Dazu ist die Eigendynamik meines Wesens vielleicht doch zu stark. Aber dass ich mich ihr gegenüber anders verhalten werde, wenn sie sich mir gegenüber anders verhält, das, denke ich, kann ich ihr versprechen.

Und ich kann ihr auch sagen, dass Glück nicht unbedingt davon abhängt, ob ich bei ihr bin oder nicht. Glück hängt vielmehr davon ab, was sie aus unserer Beziehung macht, was Anna aus ihrem Leben macht. Ich will ja gar nicht ihre ganze Aufmerksamkeit. Sie muss ja gar nicht auf alles verzichten. Sie sollte nur versuchen, ihr Leben ein bisschen ruhiger zu gestalten. Nicht so zu hetzen, sich nicht ständig zu überfordern. Nicht auch noch in der Freizeit einen vollen Terminkalender zu haben. Genügend Ruhepausen einzubauen. Etwas für die Seele zu tun. Die kleinen Dinge zu genießen. Mir ein bisschen Raum zu geben. Lernen, Hilfe anzunehmen. Sich fragen, was sie wirklich will. Bei sich selbst ankommen.

Und wenn Anna dann endlich begriffen hat, dass es gar nicht mehr so schlimm ist, wenn sich die Welt schneller dreht, als sie mithalten kann, vielleicht werden wir zwei dann ja doch eines Tages Frieden schließen können.

All das kann Anna selbst tun, damit wir miteinander auskommen. Das ist viel oder wenig, je nachdem, wie man es betrachtet, doch vielleicht sogar genug.

Ach, ich glaube, ich hatte ganz vergessen, mich vorzustellen. Dann hole ich es eben zum Schluss noch nach. Ich bin eine Autoimmunkrankheit, und mein Name ist Multiple Sklerose.

Paukenschlag mitten ins Leben

BRIGITTE SCHLEGEL

3. Preis

1

Der Meteor schlägt ohne Vorwarnung einen Krater in die friedliche Landschaft. Die Erde erzittert unter Schockwellen, bebt unter der gewaltigen Explosion. Wolken verdampfen in der Hitze. Wald entzündet sich in einer riesigen Feuerlohe. Schwarze Staub- und Rauchwolken verdecken die Mittagssonne. Nacht zieht ein, und Leben erlischt im Augenblick der Detonation.

Das Routinegespräch der Ärzte dauert eine Viertelstunde. Dann steht sie allein auf dem Gang. In ihrem Inneren herrscht Leere.

Automatisch durchquert sie den Aufenthaltsraum mit den Rollstühlen der Schlaganfallpatienten. Geradeaus in das Zimmer mit den vier Betten. Die beiden Bandscheibenvorfälle liegen flach, die Kleine aus Sri Lanka würgt über der Kartonschale vor sich hin. Unerträglich – nach draußen in den kalten Wind.

Zwei einsame Stühle, ein voller Aschenbecher, Glasdach über dem Ausgang. Schnell eine Zigarette, ein langer Zug. ‚Das ist die Ernte deines Lebens‘, denkt sie bitter. Jede Hoffnung auf Besserung vernichtet, aber auch kein Zwang mehr zum Verstellen, Verstecken, Überspielen von Schwindel, schwankendem Gang und chronischer Müdigkeit. Sie betrachtet die Sterne am klaren Nachthimmel. Unvermittelt überfällt sie der Gedanke an ihren Mann. Wie ihm dieses Urteil sagen? Sie weiß, dass er sie nicht besuchen kann. Am Telefon? Nein. ‚Hinhalten‘, fällt ihr ein. ‚Kann ich ihm die Wahrheit überhaupt zumuten, ihn dermaßen belasten?‘ Sie bricht in leises Lachen aus. Ein letzter Zug an der Zigarette, zerdrückt füllt sie den Aschenbecher – zerbröselt wie ihr Leben. Sie fröstelt, doch wohin?

„Schwester, bitte eine Schlaftablette!" Die erste ihres Lebens. Betäuben, verdrängen, vergessen – Zukunft ist gestorben.

Der Morgen beginnt, wie der Abend endete. Verschwommenes, mechanisches Frühstück, Krankengymnastik. Sie ist nicht wirklich traurig, doch Fragen des Therapeuten beantworten Tränen. Glück gehabt, denn er ist einfühlsam. Packt sie in der hintersten Ecke des Raumes in Embryostellung in Decken. „Lassen Sie es raus." Sie wehrt sich nicht, merkt die Verspannung der Bauchdecke, den Kloß in ihrem Inneren. Seine Frage, „Soll ich dableiben?", beantwortet unmerkliches

Kopfschütteln. Die Geborgenheit der Empfindung des Mutterleibes löst Abwehr in ihr aus. Ohnmächtig ausgeliefert sein ist ein schrecklicher Gedanke. Doch genau das ist ihre Zukunft. Eine Krankheit, deren Verlauf nicht prognostizierbar ist. Ihr Schluchzen wird heftiger. Ausgeliefert, ohnmächtig, machtlos – sinnlos. Sie will nicht weiter.

Mit Massage, Magnetfeldtherapie, Mittagessen spult sich das Programm weiter ab. Zwischendurch kurze Attacken der Wut. ‚Warum knallen die mir diesen Hammer hin und lassen mich damit allein? Wen kann ich anrufen, mit wem sprechen? Niemand.‘ Die Umgebung versinkt wieder im Nebel der Unwirklichkeit.

„Wie sage ich es meinem Mann?" Sie weiß, er ruft heute an.

„Es sind noch nicht alle Ergebnisse da, erst morgen oder übermorgen."

Sie übersteht das Gespräch erstaunlich leicht. ‚Ich weigere mich, zu akzeptieren – die können mir viel erzählen!‘ Trotz erfasst sie. ‚Deine Symptome geben ihnen Recht‘, flüstert es in ihr. ‚Du bist nichts mehr wert, nur belastend‘, bricht eine andere Stimme auf. ‚Beende dein Leben, bevor es zur Qual wird‘, bohrt die dritte Stimme.

Die jedoch hat keine Chance. Der Gedanke eines vorzeitigen Abganges ist keine Lösung. Aus einer Sterbemeditation weiß sie, dass es keine Rückkehr geben würde. Zu fühlen, wie das Leben unwiederbringlich entflieht, versetzte ihr damals einen tiefen Schock.

Das Handy klingelt. ‚Sag ich es oder nicht? – Nein, nicht am Telefon‘, durchfährt es sie.

„Ja, mir geht es ganz gut. – Nein, morgen Vormittag wollen mir die Ärzte den Befund mitteilen. Sie vermuten entzündliche Prozesse aufgrund eines Zeckenstichs. Nichts Ernstes, ich bekomme Cortison."

Ein halber Tag gerettet. Der nächste Anruf kommt am Abend. Die Auskunft bleibt gleich.

Im großen Aufenthaltsraum der Station ist in der hintersten Ecke ein Stuhl besetzt. Eine Tasse Kaffee und ein Magazin auf dem Tisch. Die zierliche Person mit den zerfransten, ungepflegten dunkelblonden Haaren putzt ihre Brille. Ihr Gesicht ist geschwollen von Cortison, geweinten und ungeweinten Tränen. Verloren im Raum, ist Realität weit draußen vor der Tür. Eigensinnig rieseln Tränen über ihre Wangen.

Drei Tage nach der Katastrophe verliert sie die Kontrolle.

„Was haben die Ärzte gesagt?"

Tränen überfallen sie erneut. „Es ist MS – multiple Sklerose." Die Pause am anderen Ende der Leitung nutzt sie zum schnellen Einwand: „Eine leichte Verlaufsform, ohne große Dramatik." Sie tröstet sich selbst bei diesem Gedanken.

Er kommt sofort. Sie glaubt ihm nicht, als er sie umarmt, flüstert: „Das stehen wir zusammen durch." Ihm in die Augen sehen, abwiegeln, nur nicht dramatisieren. „In meinem Alter sind keine schweren Schübe mehr zu erwarten. Allerdings gibt es nur Erfahrungswerte. Die Krankheit als solche verläuft bei jedem unterschiedlich." ‚Nur nicht die ganze Wahrheit, nur keine düstere Zukunft, nicht deswegen verlassen werden!', hämmert es in ihr.

Als sie drei Wochen später entlassen wird, lähmt der Schock noch für Monate ihr Bewusstsein. Watteweiche Wolken dämpfen den Aufprall.

‚Schäm dich, hast du nicht immer gesagt …?' – Ja, ich habe immer gesagt: Wer Psychohygiene betreibt, wird nicht so schnell krank. – Ich habe auch gesagt: Was man sät, das erntet man.' Schriftbänder durchziehen in der folgenden Zeit ihren Kopf und Schuldgefühle ihre Seele.

Sie lernt, Hilfe anzunehmen, geht zur Psychotherapie, zur Atemtherapie, zur Krankengymnastik und nimmt homöopathische Mittel ein. Nach einem depressiven Jahr beginnt sich ihr Leben zu normalisieren. Sie schließt sich einer Selbsthilfegruppe an und beginnt langsam, die Einschränkungen zu akzeptieren, ihre Bewältigung als Herausforderung anzunehmen. Das Beispiel anderer Betroffener zeigt ihr, dass man trotz multipler Sklerose auch lachen kann. Doch ist das wirklich oder nur ein Albtraum?

2

Bruno und Kerstin Lehmann sind seit mehr als dreißig Jahren verheiratet. Sie leben auf einem eigenhändig renovierten alten Bauernhof am Rande eines kleinen Dorfes im Allgäu.

„Lies mal deine alten Texte oder fange wieder an zu schreiben", fordert Bruno eines Abends seine Frau auf.

Kerstin rümpft die Nase. „Die haben mir auch nicht geholfen, gesund zu bleiben. Dabei war ich fest überzeugt, dass Seelenarbeit heil macht."

„Du hast damals wirklich gute Gedanken entwickelt. Jetzt nimmst du wieder alles schwer und grübelst dauernd. Menschen und Welt sind nicht perfekt. Perfekt ist abgeschlossen, beendet. Leben ändert sich unaufhörlich, und Krankheit ist ein Teil davon."

Brunos Einwand macht Kerstin nachdenklich. Sollte sie doch wieder? Den Stein ins Rollen bringt ein Besuch beim Neurologen. „In zehn Minuten hat er dir deinen Lebenslauf erzählt", meint Bruno schmunzelnd, als sie die Praxis verlassen.

‚Sie sind so erzogen: Immer fleißig, immer hundert Prozent perfekt sein. Ihr innerer Wunsch nach Perfektion wird im Außen nicht erreicht. Deshalb sind Sie aggressiv, unzufrieden und grollen dem Leben. Sie haben Angst, dass die Leute Sie beobachten, fühlen sich verunsichert', klingen seine Worte in Kerstin nach. Er hat Recht. Doch kann sie ihre tief geprägten Einstellungen ändern? Und kann sie diese Schwermut überwinden, die sie niederdrückt, alles sinnlos erscheinen lässt? Kerstin fühlt, sie steht an einem Scheideweg: liegen bleiben oder wieder aufstehen.

In der Vergangenheit hat sie sich intensiv mit Gefühlen als Auslöser von Störungen der Gesundheit beschäftigt. Oft wurde sie ausgelacht, wenn sie behauptete, dass verborgene Gefühle unbewusst Denken und Handeln beeinflussen. Zugleich unterscheidet sich jeder einzelne Mensch von der Masse durch seine Gefühle. Weil sie sich bei jedem Menschen anders äußern, sind sie wie unverwechselbare Fingerabdrücke. Sie sind untrennbar mit ihm verbunden, prägen sein einmaliges Schicksal und seinen individuellen Entwicklungsweg.

Verleugnete, verdrängte oder ungezügelte Gefühle wie Machtrausch, Wut, Angst, Misstrauen oder Minderwertigkeitsempfinden verursachen auch im Inneren Streit, Konflikt und Krieg. Kerstin hat im Hader mit ihrem Schicksal dieses Wissen verdrängt.

Irgendwann im Frühling sickern langsam Erinnerungen in ihren Dämmerzustand. Die Sonne scheint durch die Jalousien, wirft schmale Strahlen auf die Wand. Als erwache sie aus einem Dornröschenschlaf, tauchen Bilder auf. Da war doch ein Leben vor der Katastrophe. Fetzen ziehen vorbei. Nie mehr reiten? Im Garten Gemüse anbauen? Vorbei. Rad fahren durch die weiten Felder und Wiesen, ihren Hund an der Seite? Vorbei. Nie mehr mit Bruno auf große Reisen gehen? Vorbei. Jahrelang nach dem Sinn des Lebens forschen – umsonst? Vorbei, umsonst?

In Kerstin tobt Wut gegen dieses Schicksal. Sie ballt die Fäuste. Mit mir nicht! Wenn Gefühle zu Erkrankung beitragen, können sie auch die Gesundung beeinflussen. Hilf dir selbst, dann hilft dir Gott!

3

„Du schwankst heute nicht beim Gehen", begrüßt Eva ihre Freundin. Die beiden haben sich nach Monaten bei Kerstin zum Kaffee getroffen.

„Ja, hundert Meter schaffe ich inzwischen ohne Stock, und Rad fahren kann ich auch eine kurze Strecke", verkündet Kerstin stolz.

Als sie Kaffee eingeschenkt hat, meint Eva: „Du wirkst heute fröhlich und entspannt, nicht verdrossen wie sonst. Vor allem erscheinst du auch sehr viel munterer."

„Das ist eine längere Geschichte", erwidert Kerstin.

„Dann erzähl!", fordert ihre Freundin sie auf.

„Du weißt doch, wie viel Seelenschmerzen ich während meiner Depression erlebte."

„Klar, und als Ventil hast du geschrieben."

„Genau. Dabei habe ich mich mit Gefühlen auseinander gesetzt, weil ich finde, dass sie nicht nur in der Medizin als Stiefkind behandelt werden. Ihr Einfluss auf das Wohlbefinden ist beträchtlich. Diesmal hilft mir zusätzlich die Atemtherapie. Ich lerne, Körperblockaden zu erkennen. Im Körper verteilt fühlen sie sich wie mehr oder weniger dichte Wolken an. Du kannst dir nicht vorstellen, wo sie überall sitzen. Im Rücken, in den Schulterblättern, unter den Rippen, in Armen und Beinen und natürlich im Kopf. Jedes Mal, wenn Sarah, meine Therapeutin, eine Blockade löst, steigen in mir geballte Gefühle auf. Es ist nicht immer leicht, die auszuhalten. Einmal steckte unter dem rechten Rippenbogen die Angst vor Ablehnung und Ausgrenzung und im ‚Exil' nicht zu überleben. Also muss ich immer brav sein, am besten nicht bemerkt werden. Das fühlte ich schon in meiner Kindheit."

Neugierig fragt Eva: „Und was tust du dann?"

„Das ist ja das Merkwürdige. Nichts. Es tut sich von selbst. Ich fühle mich nach der Behandlung richtig frei. Du weißt doch, wie ich beklagt habe, dass ich mich innerlich wie erstarrt fühle." Eva nickt zustimmend. „Jetzt, nach mehr als einem Jahr bei Sarah, empfinde ich endlich wieder Freude. Meine Energie kann ungehindert fließen. Das macht mir Mut. Ich habe gelernt, meine Beeinträchtigungen als Schönwetter-, Regen- oder manchmal Gewitterwolken anzusehen. Dahinter bleibt der Himmel unbefleckt blau. Er lässt alle Wolken ziehen. Entsprechend betrachte ich meine Gesundheitsstörung. Mein Selbst ist wolkenlos, somit gesund, meine Einschränkungen die schwarze Wolke, die mein Bewusstsein trübt."

Eva lacht. „Gefühle sollen Wolken sein? Und Krankheit auch?"

Kerstin erwidert ernst: „Ich versuche nur, Spuren zu lesen. Gefühle wechseln ständig. Doch weil Energie der Aufmerksamkeit folgt, wird das Gefühl, das ich pflege, gestärkt. Aus eigener Erfahrung weiß ich, dass kristallisierte Gefühle krank machen. Gefühle wie Angst, Neid, Eifersucht, Groll oder Schuld, in denen man stecken bleibt. Die Versenkung in den negativen Pol macht blind für den positiven. Die Beziehung mit Bruno wäre fast zerbrochen, weil ich mir eine Weile nur seine schlechten Seiten einredete. Ich wurde zänkisch und vergaß darüber seine guten."

Kerstin kommt bei ihrem Lieblingsthema in Fahrt. „Groll hemmt mit der Zeit den Energiefluss, und Angst oder Schuldgefühl lähmen den Lebensmut und beeinträchtigen die Energetik des Körpers. In unseren Zellen wird jede Erfahrung gespeichert. Weil sie sehr lernfähig sind, können alte Informationen überschrieben werden. Dazu muss ich meine Fehlpolungen aber kennen."

Eva ist skeptisch. „Glaubst du das wirklich? Gefühle sind doch immer da. Wenn wir glauben, sie lassen sich einfach wegsperren, arbeiten sie im Untergrund weiter."

„Ich sage nicht, dass ich negative Gefühle nicht haben darf. Doch Gefühle sind lenkbar, und ich übe mich darin, mich nicht mehr an einem bestimmten festzubeißen."

„Wie etwa an deinem Perfektionismus?", spottet Eva.

„Na, der ist vielleicht mein größter Stolperstein. Er ist die Hauptwurzel für meinen Baum der Unzufriedenheit. Und der trägt bittere Früchte."

„Du bist sehr restriktiv in deinen Ansichten", findet Eva.

„Im Gegenteil. Partner der Gefühle ist der Verstand. Ich fragte mich deshalb: Was erkenne ich an meinen Einschränkungen? Und vor allem: Wozu dienen sie mir? Jede einzelne hat auch auf der Gefühlsebene ihre Bedeutung."

„Das hört sich sehr kompliziert an." Eva nippt an ihrem Kaffee und fährt fort: „Außerdem sprichst du nur von den negativen. Wo bleibt die viel zitierte Liebe?"

„Das will ich dir gerade erklären", erwidert Kerstin. „Stell dir vor, das wolkenlose Firmament ist die Liebe. Die Wolken sind unterschiedlichste Gefühle und berühren sie nicht. Ich bin für mein Leben verantwortlich. Deshalb habe ich, neben der medizinischen Hilfestellung, meine eigene Philosophie entwickelt und arbeite daran, mir eine neue Struktur aufzubauen. Als Werkzeug habe ich aus mir bekannten Therapien und Forschungsergebnissen Atem, Liebe und Lachen gewählt. Atem ‚putzt' meine Energiebahnen. Wirkliche Liebe gibt Kraft, ist unbeirrbar und heilt. Lachen wiederum entspannt den ganzen Körper, stärkt die Immunabwehr und schüttet das Glückshormon Endorphin aus. Dadurch überschreibe ich mit der

Zeit meine alten Furchen Groll, Missmut, Schuldgefühl und bremse Stress. Natürlich muss ich mich immer wieder selbst ermahnen und ertappe mich oft bei alten Denkmustern. Dann muss ich über mich selbst lachen. Das Leben ist zu kurz, um ständig Trübsal zu blasen."

Eva meint zweifelnd: „Das hört sich an wie ein Drahtseilakt ohne Netz. Und chronische Krankheiten?"

„Innerhalb von fünf bis sieben Jahren erneuern sich alle Körperzellen. Sarah sagt, chronisches Leiden entsteht, wenn die frischen Zellen keine neuen Informationen bekommen."

„Deshalb stricken sie immer wieder das alte Muster. Das habe ich auch schon gelesen, und einen Versuch ist es allemal wert", stimmt Eva zu. Sie weiß, wie sehr Kerstin unter ihrer chronischen Müdigkeit leidet. Schließlich war ihre Freundin immer äußerst aktiv gewesen. Deshalb will sie Kerstins Optimismus nicht dämpfen und verspricht beim Abschied: „Ich helfe dir, soweit ich kann."

4

„Ich habe heute meinem Schicksal geschrieben. Einen Versöhnungsbrief. Soll ich ihn dir vorlesen?", fragt Kerstin zwei Wochen später nach dem Abendbrot.

„Lass hören", meint Bruno und zündet seine Pfeife an.

Nachdem Kerstin ihre Katze mit Milch versorgt hat, nimmt sie den handbeschriebenen Briefbogen und liest:

„Danke, Schicksal.

Danke für meine Schmerzen. Danke für mein Leid. Danke für meine Freuden. Danke für Deine Liebe.

Danke für Schmerzen? Ja! Ich danke dafür. Sie ließen mich wachsen. Sie brachten mich zum Nachdenken über mich und mein Leben. Ich wollte keine Schmerzen, kein Leid, keine Krankheit, keinen Unfall. Ich wurde nicht gefragt. Du hast sie mir einfach geschenkt.

Wie kannst Du mir Krankheit schenken? Jemandem, den Du angeblich liebst? Wenn man liebt, schenkt man Freude, nicht Schmerzen oder Leid. Du hast mich tief enttäuscht und unsanft wachgerüttelt. Es war wohl notwendig. Ich wäre noch heute gedankenlos, besinnungslos. Leid brachte mich zur Besinnung auf den Grund meines Daseins.

Wo ist der Sinn, dass gerade ich da bin? Die Welt dreht sich ohne mich, braucht mich nicht für ihre Existenz. Doch was bin ich ohne die Welt? Ohne Menschen, Tiere, Pflanzen? Ich brauche die Welt – zum Erleben, zum Erfahren von Schmerzen, Leid, Freude, Liebe. Hätte ich keine Schmerzen, keine Krankheit, kein Leid erfahren – ich wäre noch immer besinnungslos, mein Leben sinnlos.

Schmerzen gehen vorüber. Was bleibt, ist Sinn.

Deshalb danke für das Geschenk der Liebe – den Schmerz."

Als Kerstin endet, nimmt Bruno sie in die Arme. „Ich danke dem Schicksal auch – für dich."

Wenn du deine Mutter sterben siehst
DOMINIK BLACHA

Es war Ostern 2001, zwei Wochen vor dem Abitur. Ich beschloss nicht mehr als nötig für die Prüfungen zu lernen. Ich wollte auch ein Leben haben. Schule war für mich nicht das Wichtigste. Immerhin hatte ich genug durchstehen müssen in meinem Leben. Damals war ich 19 Jahre alt, Größe: 1,74 m, Gewicht: 63 kg. Zukunftsaussichten: ungewiss. Jeder erzählt dir, dass es eine der wichtigsten Prüfungen in deinem Leben ist, dass sie deine Zukunft bestimmt. Mir war das ziemlich egal. Ich wusste, dass es nicht auf die Noten ankommt. Oder zumindest ankommen sollte. Ich kann jetzt nicht einmal mehr sagen, was ich damals lernte. Es war Zeug, das ich bis heute nie wieder brauchte und vermutlich sowieso sehr schnell wieder vergessen habe. Lineare Ungleichungen, elektrische Schwingkreise und dergleichen. Fakten, die dein Hirn verstopfen, die dich ablenken, dass du die Wahrheit nicht erkennst.

Die Abiturprüfungen waren direkt nach den Osterferien. Dass man genügend Zeit hatte zum Lernen. Ich fing zwei Wochen vor der ersten Prüfung an zu lernen und lernte nur drei bis vier Stunden täglich. Den Rest des Tages verbrachte ich mit Essen, Lesen, Einkaufen, oder ich saß auf dem Balkon.

Es gibt Situationen, da weißt du genau, dass etwas Schreckliches passiert ist. Du hörst oder siehst es nicht, du weißt es.

Wenn du nur aus Spaß um Hilfe schreist, kommt niemand, weil jeder merkt, dass es nicht ernst gemeint ist. Wenn du es ernst meinst, kommt jemand, weil man merkt, dass jemand Hilfe braucht, obwohl man noch gar nicht gesehen hat, was passiert ist. Als ob es eine andere Ebene gibt, auf der du den Hilfeschrei fühlst.

Es war eine solche Situation an diesem Karfreitag 2001. Meine Mutter machte schon den ganzen Morgen einen etwas unsicheren Eindruck. Sie lief langsamer und schlechter. Sie sagte nichts. Wie immer. Aber mir fiel immer auf, wenn es ihr schlechter ging, gerade weil sie nie sagte wie es ihr ging. Gerade weil sie mir nie etwas erzählte, musste ich lernen es selbst herauszufinden. An ihrem Blick, ihrer Handhaltung, ihrer Sprache. Wie ein Detektiv, wie ein Psychologe, auf der Suche nach der Wahrheit, nach dem, was in ihrem Kopf vorgeht. Ich musste es an Kleinigkeiten herausfinden, und an ihrem Gesamteindruck. An ihrem Gesicht, an ihrem Gang, am Blick.

Wenn man etwas verbietet, führt das dazu, dass jeder es machen will.

Wenn man etwas nicht sagt, führt das dazu, dass jeder es hören will. Wenn meine Mutter immer gejammert hätte, wie schlecht es ihr ginge, ich glaube, ich hätte kein Fingerspitzengefühl entwickelt. Ich hätte diesen Hilfeschrei auf der anderen Ebene nicht gehört. Ich wäre taub gewesen. Taub für die ganz leisen Hilfeschreie, die sie fast jede Sekunde ausstieß. Aber so musste ich meine Augen trainieren, um ihre Schwäche zu sehen, ohne dass sie etwas zeigt. Meine Ohren spitzen, um ihre Klagen zu hören, ohne dass sie etwas sagt. Meine Sinne schärfen, um ihre Gefühle zu kennen, ohne dass sie sie äußert.

An diesem Tag habe ich schon gewusst, dass etwas Schreckliches passiert. Ich machte mir jedoch nicht allzu viele Sorgen. Ich musste lernen und es gab öfter Tage, an denen es ihr nicht so gut ging.

Aber irgendwann fühlte ich es, ich wusste, dass etwas passiert war. Ich weiß nicht mehr, weswegen ich es wusste. Ich wusste es einfach.

Sie war zu lange auf der Toilette, als dass ich es hätte missachten können. Inkontinenz ist die größte Scheiße, die dir in deinem Leben passieren kann. Die Kontrolle über deine Gliedmaßen zu verlieren kann schlimm sein. Wenn deine Hände zittern, dein Kopf wackelt, deine Füße zu schwach sind um dich aufrecht zu halten, ist das furchtbar. Aber die Kontrolle über deinen Stuhlgang zu verlieren ist schlimmer. Es ist peinlich und wird sowieso tabuisiert. Es stinkt, ist eklig und niemand will damit etwas zu tun haben. Ich habe auch lieber weggesehen anstatt es zu akzeptieren. Auch an diesem Tag.

Ich sah aus dem Augenwinkel, wie meine Mutter nach einer Ewigkeit aus der Toilette kam. Mit heruntergelassener Hose ging sie um die Ecke ins Bad. Ich ignorierte es weitgehend in der Hoffnung, meine Mutter kommt alleine zurecht. Die Badezimmertür war einen kleinen Spalt geöffnet. Ich konnte sehen, dass sie eigentlich Hilfe braucht. Ich rang mit mir, ob ich nun helfen oder es ignorieren sollte. Ich hatte keine Kraft und keinen Mut. Ein paar Augenblicke lang konnte ich mich nicht durchringen zu etwas, das von vornherein unvermeidlich war. Ich wehrte mich gegen das Schicksal.

Ich öffnete zögerlich die Badezimmertür. Sie saß gebeugt auf dem Stuhl vor dem Waschbecken. Sie konnte ihren Kopf kaum heben, aber ich sah trotzdem, dass ihre Augen leer und grau waren. Sie konnte nichts fixieren. Ich denke sie hat mich nicht gesehen, sondern nur eine verschwommene Gestalt, die sie an der Stimme erkannt hat. Ich konnte sie nicht anschauen. Der Stuhl stand eigentlich zu weit vom Waschbecken entfernt. Trotzdem versuchte sie sich zu waschen. Sie beugte sich vor, stützte sich mit der einen Hand am Beckenrand ab und versuchte mit der anderen den Waschlappen unter den Wasserhahn zu halten. Aber sie sah den

Wasserhahn direkt vor sich nicht mehr. Sie kippte leicht nach rechts. Ich musste sie halten, damit sie nicht vom Stuhl rutscht. Sie war zu schwach um aufrecht zu sitzen. Ihr Kopf hing kraftlos nach unten, dann kippte er auch leicht nach rechts. Meine Mutter war zu schwach um den Waschlappen noch länger zu halten.

Es war, als ob die Batterien ausgehen und die Kassette immer langsamer läuft, bevor sie stehen bleibt. Nicht als ob man in hohem Alter stirbt, weil der Körper ausgelaugt ist. Sondern als ob eine gesunde Frau ihre ganze Energie verliert. Solch einen Eindruck machte meine Mutter. Als ob jegliche Kraft aus ihrem Körper auf einmal verschwunden ist. Als ob sie stirbt.

Ja, ich sah den Tod in den Augen meiner Mutter. Ich sah, wie sie irgendwann wohl enden wird. Es war wie ein Blick in die Zukunft. Eine Zukunft, in der sie nicht mehr gehen kann, nicht einmal mehr aufrecht sitzen kann. Die Augen können nicht mehr geradeaus sehen und die Mundwinkel hängen leblos nach unten. Meine Mutter kann nicht mehr sprechen und wahrscheinlich auch nicht mehr klar denken. Sie ist wie ein Säugling, der noch nicht laufen kann. Der noch nicht sprechen kann, sondern nur lallen, der erst dada und dann Mama sagen kann. Dessen Finger noch nicht die Kraft haben ein Glas zu halten. Wie ein Säugling, der seine Umgebung erkundet, sich die Gesichter seiner Mitmenschen merkt und diese unterscheiden kann. Der gerade lernt, seine Gliedmaßen zu kontrollieren und seine Körperfunktionen zu beherrschen. Der lernt, nicht mehr in die Windel zu scheißen. Der gerade lernt, wie man richtig isst und wie man sich vom Bauch auf den Rücken dreht. Nur, dass es bei meiner Mutter andersrum ist, dass sie es verlernt.

Und es sind nicht irgendwelche banalen Dinge, die sie verlernt. Nein, es sind die elementaren Dinge des menschlichen Lebens. Gehen, Sprechen, Sitzen, Atmen. In dieser Reihenfolge.

Sie verlernt zu gehen, bald verlernt sie zu sitzen, bis sie nur noch liegen kann. Bis sie gefüttert werden muss, weil ihre Finger zu schwach sind ein Glas zu halten. Und sie sich nicht mehr vom Bauch auf den Rücken drehen kann. Sie verlernt zu sprechen, bis sie nur noch einzelne Silben herausbringt, bis sie nur noch dada sagen kann.

Das Schlimmste an diesem Tag war aber, dass es kein Unfall war, keine Vergiftung, kein Tumor oder irgendein anderer konkreter Grund. Dass irgendetwas oder irgendjemand Schuld daran ist. Nein, es passierte einfach so. Ohne Vorwarnung. Sicher, du musst damit rechnen. Multiple Sklerose ist hinterhältig und unberechenbar, willkürlich und unvorstellbar schrecklich. Du weißt nie, wann der nächste Schub kommt. Du kannst dich nicht darauf vorbereiten wie auf eine Operation. Du weißt nicht, was dich erwartet, weil es jedes Mal anders ist. Aber es beschäftigt dich trotzdem die ganze Zeit. Du versuchst dir vorzustellen, wie es nach dem Schub sein wird und was du verändern kannst. Du nimmst dir vor, dich nicht unterkriegen zu lassen, zu kämpfen, alles daran zu setzen, dass die Krankheit nicht gewinnt. Und wenn es dann zu einem Schub kommt, ist der Schrecken trotzdem noch viel größer, als du es dir vorstellen kannst. Und du lässt dich doch unterkriegen und die Krankheit gewinnt trotz allem. Und in diesem Moment war es so.

Ich konnte sie nicht zurückhalten, die Tränen. Ich musste weinen. Ohnmächtig stand ich, gerade mal 18-jährig, daneben und musste zusehen, wie meine Mutter nicht einmal mehr einen Waschlappen halten konnte. Ich wusste nicht, was ich machen sollte. Ich weinte. Meine Mutter meinte, ich solle nicht wegen ihr weinen. Warum nicht? Ich sehe meine Mutter sterben. Wenn ich jetzt nicht weinen darf, wann dann? Ich versuchte trotzdem mich zu beherrschen und trocknete meine Tränen an einem Handtuch. Ich half meiner Mutter beim Waschen und Anziehen. Ich war entsetzt, erschüttert, zerrüttet von diesem Anblick, von der Hilflosigkeit, die so plötzlich kam. Es war ein unvorstellbarer Schrecken für mich. Ich musste einfach alles rauslassen. Mir war es jetzt auch egal, ob ich heulen durfte oder nicht. Ich musste einfach. Meine Tränen tropften auf die Fliesen. Es tat gut, sie herauszulassen und meine Mutter spüren zu lassen, wie ich mich fühlte. Auf dem Weg vom Bad ins Schlafzimmer tropften meine Tränen in regelmäßigen Abständen auf die Fliesen. Es war mir egal. Sie bildeten eine Spur vom Badezimmer zum Schlafzimmer. Die einzigen Tränen, die an diesem Abend flossen. Die einzigen, die jemals in unserer Wohnung auf den Boden tropften.

Wie durch ein Wunder schaffte meine Mutter die fünf Meter vom Bad in ihr Bett. Trotz Gehwagen musste ich ihr das linke Bein bei jedem Schritt nach vorne setzen. Dann legte sie sich hin und stammelte immer wieder: „Was mach ich bloß? Was mach ich bloß?"

Ich wusste auch nicht, was ich machen sollte.

Aus dem Zimmer meiner Mutter hörte ich ein hilfloses Gejammer: „Oh mein Gott … oh mein Gott."

Ich rief meine Schwester an. Sie merkte vermutlich an dem ersten Wort, das ich sagte, dass etwas Schreckliches passiert ist. Ich weiß nicht mehr, was ich sagte. Es war auch nicht so wichtig, was ich sagte. So wie ich es sagte, sagte viel mehr. Diese andere Ebene.

Ich hatte das Gefühl zusammenzubrechen unter der Last, durch den Schrecken, und mich zu ergeben. Ich konnte nicht mehr. Ich saß am Tisch und weinte einfach nur. „Oh mein Gott, was machen wir jetzt nur?" Ich wusste es nicht. Ich wusste nicht, wie es weitergehen sollte. Meine Mutter konnte fast nicht mehr gehen. Wir hatten keinen Rollstuhl. Sie war unfähig zu sitzen, das Bein gelähmt und ihre Hand zitterte.

Ein paar Minuten später kam meine Schwester. Sie telefonierte mit dem Krankenhaus, mit Ärzten und rief dann den Notfalldienst an. Ich wäre dazu nicht fähig gewesen. Sie legte mir die Hand auf die Schulter, versuchte mich zu trösten, wir haben uns nicht umarmt. Als die Notärzte kamen, waren meine Tränen auf den Fliesen schon wieder getrocknet. Sie gaben ihr Cortison, eine heftige Dosis, die sie wieder zum Leben erwecken sollte, die ihr die verloren gegangene Energie wieder zuführen sollte, die ihr wieder Kraft gibt. Es half. Es half tatsächlich. Noch am Abend konnte sie wieder aufstehen und gehen, zwar nur einige Meter, aber immerhin.

Es wurde eine ambulante Behandlung vereinbart. Ich musste jeden Tag die Cortison-Ampullen holen. Es ist ein seltsames Gefühl, wenn du an Ostern durch den Regen fährst und in der Not-Apotheke solche Medikamente holen musst. Du fühlst dich elend. Deine Gedanken kreisen nur um die Krankheit. Du fühlst dich wie in einer Blase aus Hoffnungslosigkeit, die du nicht abschütteln kannst, die nicht zerplatzt, die dich umgibt, egal in welche Richtung du dich wendest.

Dabei war es ja nicht einmal ich, der krank war. Ich konnte doch noch laufen, Auto fahren und leben. Wie musste sich erst meine Mutter fühlen? Ich weiß es nicht. Sie sagte nichts. Wie immer. Vielleicht dachte sie, sie könnte ihre Krankheit durch ihr Schweigen besiegen. Aber das funktioniert nicht. Sie dachte auch, dass es besser wäre so zu tun, als ob nichts gewesen wäre, als ob es gar nicht da wäre. Es hinzunehmen, ohne sich zu beklagen, es zu schlucken und totzuschweigen. Das funktioniert noch weniger.

Cortison ist ein Nebennierenhormon. Man darf es nur ein paar Tage hintereinander einnehmen. Nach längerer Einnahme kann es zur Immunschwäche führen, obwohl man es ja zur Stärkung des Immunsystems nimmt. Wir hatten Angst, was passieren würde, wenn sie es nicht mehr nehmen könnte. Solange sie die Spritzen bekam, ging es einigermaßen. Als sie kein Cortison mehr nehmen durfte, ging es erstaunlich gut. Aber schon nach ein paar Tagen wurde klar, dass der Schub trotzdem seine Spuren hinterlassen hatte. Es ist schwer zu beschreiben, was er für Spuren hinterlassen hatte. Es war nicht so, dass der linke Arm auf einmal gar nicht mehr funktionierte. Es war nicht so, dass sie nur noch einen Kilometer laufen konnte. Es war nicht so, dass sie jetzt nur noch 10 statt 20 Treppenstufen schaffte. Es ist unendlich komplizierter. Du erkennst es nicht so einfach. Du erkennst es am Gesamtbild, aber nur wenn du genau hinschaust. Sie schien sich schwerer zu tun mit allem. Jeder Schritt schien mehr Kraft zu kosten, jede Handbewegung mehr Konzentration, jede Kleinigkeit hatte größere Auswirkungen. Sie lief jetzt leicht gebeugt, alles schien schwerfälliger, alles schien unglaublich anstrengend.

Ich weiß nicht mehr, wie ich diese Zeit überstanden habe. Ich weiß nicht, wie lange sie überhaupt dauerte. Eigentlich dauert sie bis heute an. Ich weiß nicht mehr, ob meine Mutter ins Krankenhaus kam oder nicht. Ich weiß nicht mehr, was dieser Schub für Auswirkungen hatte. Kur, Rollstuhl, orthopädische Hilfsmittel. Ich weiß nicht mehr, wie ich währenddessen für mein Abitur lernen konnte. Und wie ich es eine Woche später überstand, ohne alles hinzuwerfen.

Denn ich kann mich nur noch an ihr Gesicht erinnern, ihre Haltung, an diese wenigen Minuten, in denen ich in die Zukunft blicken konnte, in denen ich den Tod meiner Mutter gesehen habe.

Papa will immer den Piraten spielen

SIMON GENSICHEN

„Papa …"

„Papa!", kam es aus dem Kinderzimmer. … „Paapaa!!", nun deutlich lauter und nach einer Antwort verlangend. Es war Abendbrotzeit. Damals habe ich meinem Sohn gerne Geschichten erzählt. Die haben wir dann mit Legofiguren nachgespielt … „Papa, jetzt komm endlich!", etwas schroff.

Es gab für mich keinen für einen Sechsjährigen akzeptablen Grund, nicht zu kommen. Also erhob ich mich, müde und von dem anstrengenden Tag erschöpft, aus dem weichen Sessel und begab mich ins Kinderzimmer. Es dämmerte draußen und in der Wohnung war es bereits dunkel.

„Papa, wenn du …"

„Ich bin schon da." Eine kleine Lampe warf ein gemütliches, warmes Licht auf die Legostadt, die Daniel in den letzten Tagen mit meiner Hilfe aufgebaut hatte. Straßen mit viel Verkehr, Garagen, Häuser, Tankstelle, Polizeiwache und sogar eine Raketenstation standen fast richtig zusammengesetzt und warteten auf den Besuch der kleinen Legomännchen, die kreuz und quer durch die Stadt liefen.

„Hast du eine Idee?"

Ich überlegte, als mein Blick auf den überdimensional großen Drachen fiel, liebevoll aus überwiegend roten Steinen gebaut. Da beim Rücken die Vierersteine ausgegangen waren, hatten wir uns mit eckigen, längeren Steinen beholfen. Martin – so hatten wir den Drachen genannt – wuchs nun ein sehr echt aussehender, kantiger Schwanz, der gleichzeitig zum Abstützen diente. Martin spuckte sogar Feuer: aus roten, gelben und schwarzen Glassteinen. Eben Daniels ganzer Stolz, nur selten durfte ich mit Martin spielen. Klar, dass ich eine Drachengeschichte erzählen musste. Und schon waren wir selber kleine Legomännchen. Vater und Sohn auf dem Flugplatz, eingeflogen, um ein Abenteuer zu erleben. Daniel hatte sich einen Zauberer ausgesucht, ich spielte einen alten Piraten mit einem prächtigen Kapitänsfrack, der ihm auf den Plastikkörper gemalt worden war. Er trug verschiedene Orden und eine Augenklappe, die ihn etwas gefährlich aussehen ließ. Ein gut nachgemachtes Holzbein behinderte ihn, das hölzerne und ungeschickte Humpeln rief beim Zauberer Mitleid hervor.

„Warum nimmst du nicht einen mit zwei Beinen, dann wärst du schneller?"

„Ich bin aber auch in Wirklichkeit nicht schneller."

„Und hast du auch ein kaputtes Auge? Sag mal, Papa: du hast doch gar keine

Augenklappe, und ein Holzbein hast du auch nicht." Daniel meinte, mich mit seinen Argumenten umstimmen zu können.

„Du kannst meine Krankheit nicht sehen, aber humpeln tue ich auch manchmal." Daniel war nun ernst, hatte seinen Kopf zu mir gedreht.

„Also eine unsichtbare Krankheit! Und du bekommst Spritzen, damit du gesund wirst." Er beobachtete es meist genau, wenn ich mir jeden zweiten Tag ein Medikament unter die Haut spritzte.

„Wo wollen wir denn jetzt hin?" Er war wieder über die Legostadt gebeugt. Kinder in seinem Alter sind nur begrenzt zum Bedauern fähig.

Häufig redeten wir nicht über meine Multiple Sklerose. Er wunderte sich nur hin und wieder, dass ich ihn nicht die Treppen runtertragen konnte, ich beim Fußballspielen schneller müde und mir schwindelig wurde. Meistens konnte ich aber sein Interesse auf Aktivitäten lenken, die mir nicht schwer fielen, beispielsweise gingen wir schwimmen (und frühstückten anschließend bei Mac Donalds). Ich war bereits seit über sieben Jahren krank. So unkompliziert wie mit Daniel konnte ich sonst nicht darüber reden.

„Naja, wir sind von der Polizei um Hilfe gebeten worden. Die Legostadt wird von einem Drachen bedroht", nahm ich den Faden wieder auf. Zauberer und Pirat liefen durch die Straßen, fuhren in verschiedenen Autos noch ein paar Extrarunden und fragten nach dem Weg, bis sie an den Waldrand nahe der Stadtgrenze kamen. Hinter dem Wald hatte sich der feuerspeiende Drache in einen Steinbruch zurückgezogen – Daniel hatte mit allen übriggebliebenen Legosteinen einen großen Haufen errichtet – und wartete jetzt böse und hinterhältig auf die Helden. Dem alten Piraten musste ich mehrmals das gelockerte Holzbein fest andrücken.

„Soll ich dir lieber den Astronauten geben?"

„Ich finde meinen Piraten gut. Wenn er nicht mehr läuft, weil ihm das Bein abfällt, machen wir eben eine Pause."

„Gibt es dann ein Picknick? Mit Himbeereis?" Zumindest holte ich ein paar Cornflakes aus der Küche, die beim Zauberer großen Anklang fanden. In der Tat konnte ich mich meistens mit meinen körperlichen Einschränkungen arrangieren. Gleichwohl gab es Lebensziele, die ich nie erreichen würde. Eine traurige Erkenntnis.

Daniel sah es jetzt gelassen, als er seine Cornflakes aß: „Wenn das Bein nicht mehr drangeht, nimmst du dir den Spazierstock vom alten Legoopa. Der muss irgendwo in dem Haufen liegen."

Wir waren weitergewandert und standen plötzlich direkt vor dem Drachen. Der spie uns Feuer entgegen und drohte uns zu verbrennen. Als mein Holzbein Feuer fing, nahm ich den Zauberer bei der Hand, und wir flohen hinkend durch den Wald, in die Stadt und zum Flugplatz.

„Drachentöter werden wir so nicht." Ich versuchte, den von der Entwicklung der Geschichte offensichtlich enttäuschten Daniel aufzuheitern. „Wenigstens habe ich noch ein gesundes Bein. Zwei brennende Holzbeine, und wir hätten nicht mehr weglaufen können."

Ängste vor weiterer Behinderung quälten mich häufig.

Offensichtlich schien Daniel das Ende der Reise nicht zu befriedigen und ich ahnte, dass ihn ein Festhalten an meinen krankheitsbedingten Einschränkungen frustrieren würde. So ließ ich seinen eigenen Wünschen Raum: „Jetzt erzähle ich die Geschichte", er setzte die beiden müde gewordenen Veteranen direkt vor den Drachen: „… und da zauberte Daniel den Piraten gesund und sie kämpften gegen den Drachen." Er kippte ihn schließlich als Zeichen des Sieges vorsichtig mit seinen kleinen Fingern um. „Er soll ja nicht auseinanderfallen."

Daniel hatte, wohl doch beeindruckt von meinem Schicksal und etwas von der Vorstellung geängstigt, ich könnte ihn nicht beschützen, ein Ende erzählt, welches uns zu Helden machte. Er hatte sich die Freiheit zum Zaubern herausgenommen und hatte so die Konfrontation mit körperlicher Behinderung, die er noch nicht verstehen und bei mir nicht sehen konnte, und die Niederlage gegen den Drachen umgangen. Ich meinerseits fand Gefallen an der Vorstellung, doch stark sein zu können.

Als wir in die Stadt zurückgekehrt waren, hatten sich alle kleinen Bewohner versammelt, um uns zu feiern. Bevor wir uns auf den Weg zum Flugplatz machten, kurvten wir noch einen Moment durch die Straßen, Daniel war begeistert und wollte gleich das nächste Abenteuer erleben. Ich konnte ihn mit Mühe zum Antritt der Heimreise bewegen.

Zurückgekehrt ins gemütlich beleuchtete Kinderzimmer, wurden wir prompt zum Abendbrot gerufen. Ich hatte beim Spielen lange in einer unbequemen und ermüdenden Position verharrt. Mein linkes Bein zog ich auf dem Weg in die Küche merklich nach. „Fast wie mit einem Holzbein. Leider habe ich jetzt keinen Zauberstab mehr!"

Daniel trank, noch von den Cornflakes gesättigt, nur ein Glas Milch. Die Sorge, ich könnte aufgrund körperlicher Schäden nicht immer für ihn da sein, löste er – ohne Zauberei – zumindest für heute Abend, in Luft auf: „Es ist schön, wenn du mit mir Lego spielst. Dagegen ist Fußball langweilig."

Und Legogeschichten würde ich ihm noch viele erzählen können!

Leben mit einer Krankheit
Eine kritische Bestandsaufnahme meines Hier und Jetzt
MAXIMILIAN HEERLEN

Lebe dein Leben und nicht deine Krankheit. Eine kluge Aussage, und ohne jeglichen Zynismus wohl ein wichtiges, wenn auch nicht ganz plattitüdenfreies Überlebensmotto, gerade für uns MSler. Vor allem, wenn die eigene Einstellung zur Krankheit wohl das Einzige ist, was ich noch irgendwie beeinflussen kann, alles andere kommt eh wie es kommen muss. Ich kann mich deswegen jedoch nicht besonders fühlen: kein Mensch kann wirklich die äußeren Umstände seines Lebens beeinflussen. Selbst bei einer unbedarften, unschuldigen U-Bahnfahrt in London kann man einer nicht-christlichen, ehrlosen Mörderbande zum Opfer fallen. Viele praktischen Belange meines Lebens sind mehr eine Frage der Organisation: wo gibt es ein Taxi, wo ist der nächste freie Stuhl, den ich unhöflicherweise sofort besetze (solange es irgendwie geht, weigere ich mich meinen eigenen Stuhl mitzubringen), wo ist die nächste Toilette etc.

1

Doch ist es halt nicht immer einfach, sein Leben normal zu leben, wenn die ursprünglich verfügbaren, mal mehr, mal weniger wesentlichen Körperfunktionen sich nach und nach in unterschiedlicher und unvorhersehbarer Geschwindigkeit unvermeidlich verabschieden. Eine Auto-Immun-Krankeit ist ein Traum für jeden ernsten, pubertierenden Goths oder überzeugten Fatalisten, den es an die Grenze des menschlich Hinnehmbaren bringt. Die derzeitige Unausweichlichkeit meines letztendlichen Schicksals ist ein nicht zu akzeptierender Widerspruch gegen die mehr auf Überlebenskampf programmierte menschliche Natur. Selbst die ansonsten so erfolgsverwöhnten Amerikaner müssen wohl kapitulieren; der „du musst nur wollen"-Ansatz hilft halt nicht wirklich. Schade eigentlich, nichts, was ich äusserlich tun kann, scheint einen Unterschied zu machen.

In den letzten Jahren habe ich gelernt, mit friedlicher Resignation meine Ausfälle anzunehmen: dies ist wohl das mir zugeteilte Leben, und ich bin froh es leben zu dürfen, nicht nur in Erinnerung an das, was ich bis jetzt erlebt habe, sondern auch im Hier und Jetzt; sehr viel schlechter sollte mein Zustand jedoch nicht werden. Vor allem freue ich mich, dass ich mich noch selbst versorgen kann, naturgemäß mehr und mehr mit Hilfe meiner Umwelt. Noch ist mein Leben lebenswert und es muss niemand eine Entscheidung treffen, weder ich selbst, meine Freunde oder, noch schrecklicher, meine Familie.

Noch nicht! Die Bilder, die man gemeinhin mit MS assoziiert, sicherlich auch im Hinblick darauf, dass die furchtbarsten Assoziationen den Menschen medial am meisten berühren, sowohl gefühls- als auch spendenbereitschaftstechnisch, sind noch nicht meine Realität. Auch hilft es der öffentlichen Meinung nicht, dass Multiple Sklerose als Wort eher an das dunkle Reich von Mordor und den doch sehr bösen Sauron erinnert.

Ich bin glücklich, wenn ich auf die letzten 34 Jahre meines Lebens zurückblicke und ich freue mich, wenn ich an all die mehr (Stefanie, Johanna) oder weniger (mehrere Julias) dramatischen Ereignisse meines Lebens zurückdenke. Ich habe alle Möglichkeiten nutzen können mit Reisen, Konzerten, Feiern und ähnlichem, was halt jetzt alles nicht mehr wirklich einfach geht, oder nur noch unter Einsatz sehr fokussierter Anstrengungen.

Trotzdem, die letzten Jahre waren trotz körperlicher Einschränkungen sensationell, und ich freue mich auf die Zukunft mit relativer Fortbewegungs- und Lebensfähigkeit, auch wenn es einfach nervt, dass ich bestimmte Sachen wie Konzerte und Nachtklubs im wahrsten Sinne des Wortes nicht mehr durchstehen kann. Aber im Grunde kann ich mich nicht nur selbst fortbewegen in dieser doch sehr anstrengenden Großstadt, auch kann ich noch arbeiten – nicht sehr körperlich naturgemäß –, ohne dass meine Kollegen etwas bemerkt haben. Gut, das Fahrrad ist auch im nüchternen Zustand eine Herausforderung, so ist seit neuestem auch die Bedienung des Gaspedals, aber im Grunde komme ich noch von A nach B, irgendwie, wenn auch zum Erstaunen meiner Umgebung ob meiner manchmal etwas anderen, eher innovativen Gangweise.

Eine erfolgreiche Fußball- oder Tenniskarriere kann ich wohl vergessen, was ehrlicherweise wohl eher mit einem Mangel an Talent zu tun hat, wie meine Freunde mir gerne und regelmäßig bestätigen. War eine gute Entscheidung nach dem Abitur, dass ich aus Mangel an spezieller Begabung Jura studiert habe, weil ich mich nicht so viel bewegen muss, wie zum Beispiel ein Postbote es muss. Solange die geistigen Funktionen meines Gehirns mich noch nachdenken und empfinden lassen, solange kann ich unabhängig von meiner physischen Fortbewegungsfähigkeit noch als Jurist arbeiten. Mehr noch, ein emotional und intellektuell funktionierendes, einigermaßen flexibles Gehirn unterscheidet mich von 80% der Juristen in Deutschland! Eine Ansicht könnte argumentieren, dass „intellektuell funktio-nierend" vielleicht nicht die beste Beschreibung der Beschaffenheit meines Gehirn ist, und es ist schwierig diese Meinung zu widerlegen. Meine eigenen Beschränkun-gen habe ich zu akzeptieren gelernt in den letzten 34 Jahren meines Lebens, und so muss wohl auch der Rest der Welt damit leben.

2

Nach einem langen Winter wie diesem fühle ich doch schon immer stärker meine Behinderung selbst am frühen Morgen, wenn selbst das Heben der Beine zum An-kleiden eine größere Unternehmung wird; ich bin schon immer glücklich, wenn ich aus der Dusche herauskomme, angezogen das Haus verlasse und idealerweise auch noch irgendwie ohne größere Probleme meinen Bürostuhl erreiche trotz Treppen, die ich unter Zuhilfenahme des Geländers schon noch meistern kann. Schade im Übrigen, dass sich die Energien nicht wirklich wieder aufladen und die Probleme weggehen wie ein Muskelkater nach einem guten Fußballspiel.

Außer meinen Bewegungseinschränkungen beschränken sich meine derzeiti-gen Ausfälle auf die trotz Brille reduzierte Sehfähigkeit auf dem rechten Auge und die Reduktion der mehr der Fortpflanzung dienenden Funktionen; Letzteres nicht immer dem sozialen Selbstbewusstsein zuträglich. Die in der Jugendzeit immer mit-gebrachten (und naturgemäß viel zu selten eingesetzten) Kondome sind jetzt durch (ebenso selten benutzte) Tabletten ersetzt; im Grunde also keine wirklichen Ände-rungen meiner Erfolgsquote. Auch ist mein derzeitiger Schwarm verlobt und somit ist die Problematik nicht wirklich vordringlich relevant. Verglichen mit anderen MS-Manifestationen muss ich wohl zufrieden sein, dass ich immer noch mehr oder weniger unabhängig und selbstständig mein Leben leben kann. Obwohl, verglichen mit nicht MS-Erkrankten …

Auch sind die Nebenwirkung der Interferone, die ich nun seit 3 Jahren regel-mäßig injiziere, gering: Nach anfänglichem Schüttelfrost und den üblichen fieberähn-lichen Symptomen, ist die dreimal pro Woche fällige Injektion fast wie Zähne putzen, nicht zuletzt weil auch das Vergessen der Zahnreinigung einen unangenehmen Geschmack am nächsten Morgen hinterlässt, vor allem wenn man nicht bei sich zu Hause aufwacht. Und dabei hätte ich mich fast von den schrecklichen Berichten über die Nebenwirkungen abhalten lassen, Interferone zu nehmen, eher wollte ich auf den nächsten Schub warten und diesen dann mit Cortison gekonnt kontern. Seit

3 Jahren wohl schubfrei, bin ich jetzt froh, dass ich mich nicht von den individuell sicher zutreffenden Horrorgeschichten habe abhalten lassen; konsequent, denn die Horror eschichten haben mich auch nicht davon abgehalten MS zu kriegen.

Erstaunlich, wie sich das Wetter und vor allem die Wärme der Sonne auf meinen Zustand auswirken; jetzt Ende Juni mit den ersten Sonnenstrahlen kommen auch längst vergessene Energien zurück; vielleicht ist die globale Klimaerwärmung gar nicht so verkehrt. …

Wie man wird was man ist, ist hinlänglich untersucht worden von weit intelligenteren, wenn auch nicht immer mental gesünderen Geistern; auch für MSler gibt es wohl einen Standard, dem auch ich bis jetzt ordnungsgemäß folge. In den frühen Zwanzigern eine unerklärbare Anomalie, bei mir Gesichtszuckungen, später eine weitere, Doppelsichtigkeit, sehr interessant im Übrigen beim Autofahren, und dann partielle nicht durch Brillen korrigierbare Kurzsichtigkeit; das alles begleitet von sich verschlechternden Gehfähigkeiten. Vor den letzten Untersuchungen in der Klinik dann waren drei mögliche Diagnosen zur Auswahl: MS, Gehirntumor oder HIV; in diesem Kontext ist MS wohl noch die beste Alternative, vielleicht sogar gerade wegen der Ungewissheit der Entwicklung; die Hoffnung stirbt zuletzt.

Geschichte ist langweilig, immer dasselbe, wie es ein kluger Sänger in den 80ern formuliert hat. Glück hatte ich mit all meinen Ärzten, sei es die Augenärztin, die meine Krankheit vermutet hat, sei es der Universitätsprofessor, der mir Interferone empfohlen hat, und am wichtigsten mein Nervenarzt, der mich seit Jahren unaufgeregt und sehr unterstützend begleitet. Wichtig sind auch der Kontakt und Austausch mit anderen ähnlichen Fällen, vor allem wenn diese noch relativ positiv verlaufen.

3

Bis jetzt war ich sehr vorsichtig mit der Kommunikation meiner Krankheit, außerhalb der Familie nur die engsten Freunde, von denen ich glaube, dass sie damit umgehen können. Vor allem im Berufsumfeld will ich nicht als Behinderter be- und verurteilt werden, selbst wenn dies der Wirklichkeit immer mehr entspricht. Angst habe ich vor den unvermeidlichen unangenehm verständnisvollen Bemerkungen, die eine gute Leistung vor allem für einen Behinderten loben und somit im Grunde völlig entwerten. Ich bin nicht der arme, ach so tapfere Behinderte.

Unechtes und unreflektiertes Mitleid von ignoranten Menschen, die mir in

Wirklichkeit so egal sind wie ich ihnen, ist überflüssig und anstrengend für meine Nerven, und Letzteres müssen MSler naturgemäß besonders vermeiden.

Ich weiß jedoch nicht, wie lange ich meinen Zustand noch verheimlichen kann, mit den sich verschlimmernden Symptomen. Beim Treppensteigen und bei längerem Stehen wie bei den Empfängen, die ich im Rahmen meines Berufs wahrnehmen muss, gebe ich meist eine Sportverletzung vor oder, im eher privaten Rahmen, übermäßigen Alkoholkonsum (leider nie weit entfernt von der Wahrheit). Letztere Ausrede funktioniert im Übrigen auch umgekehrt, so denn meine Begleiter von meiner Krankheit wissen. Manchmal jedoch ist es schwer zu erklären, warum man nicht tanzen will, wenn man halt erstens physisch nicht kann, zweitens sich nicht erklären will und drittens von vornherein schon nicht interessiert ist. Grundsätzlich gehe ich aber schon sichtbar schlecht. Im Moment überlege ich, den Kreis der „Wissenden" auszuweiten, muss aber noch überlegen wie, denn bis jetzt ist es besser gewesen zu schweigen, weil die Krankheit doch schwer zu erklären ist. Als neue Rechtfertigung meiner Gehschwierigkeiten ist mir gerade Arthrose eingefallen. Muss wohl noch googlen, was das denn genau ist.

Manchmal bereue ich auch, mich offenbart zu haben, vor allem wenn die Krankheit mit dummer Ignoranz kommentiert wird; wobei, diese Reaktion ist die Ausnahme. Nicht so erfolgversprechend war die Reaktion einer von mir seinerzeit zutiefst verehrten jungen Dame, die zwar in Tränen ausbrach ob meiner Erklärung, danach aber nicht wieder gesehen ward; wobei, sie war auch vor meiner Erklärung meinem Charme und Witz nicht so wirklich verfallen.

Nie mehr will ich erklären müssen! Ob MS oder irgendeine andere Sache; wenn meine Umwelt mich verstehen will dann versteht sie mich und wenn nicht dann ist sie mir a priori egal. Diejenigen, die mich interessieren verstehen mich und der Rest ist in der Tat furchtbar unwesentlich. Erstaunlich, dass meine besten Freunde, also die, die ich seit 20 Jahren kenne, diejenigen sind die am besten reagiert haben und auch jetzt noch handeln. Dafür liebe ich sie. Gespräche mit Freunden sind wunderschön emotional, soweit möglich; wie ich es wertschätze, dass sie mich entscheiden lassen, ob und wann ich MS thematisieren möchte oder nicht.

Für meine Eltern ist die Situation natürlich schwer, und ich tue alles, um ihnen die Konfrontation mit meiner Krankheit leichter zu machen, ähnlich wie ich ihnen nie erzählt habe, dass ich als Jugendlicher Zigaretten geraucht und diese nun gegen Genussmittel getauscht habe, die meinen Spasmen zuträglicher sind. Ist schon ganz gut, dass sie nicht täglich mit meinem Zustand konfrontiert sind.

Auf der anderen Seite sind das grundsätzliche Nichtwissen über die Krankheit und die ständigen Konfrontationen mit den schlimmsten und naturgemäß auch verzerrenden Fällen fürchterlich (und die schlimmsten Fälle sind in der Tat an der Grenze dessen, was ich als für mich lebenswert empfinden würde). Vielleicht ist es die Aufgabe der privilegierten Fälle wie mir, ein positiveres Bild von MS zu vermitteln; vielleicht begleitet von einer neuen Survival Show in den privaten Sendern? MS Island? Wie wir seit dem zweiten Weihnachtsfeiertag 2004 wissen, nicht nur Sex sells, sondern auch Leid und Mitleid.

Unerträglich sind die guten Menschen, die selbstgerecht meinen, sie müssen die pharmazeutischen Entwicklungen behindern wegen moralischer Empörung über die traditionellen Forschungs- und Versuchsmethoden und über den Lebenswert von Stammzellen. Danke für die Jahre Verzögerung in medizinischen Fortschritten, die mich die Gutmenschen gekostet haben, wenn niemand weiß, ob ich soviel Zeit überhaupt habe.

Wer sind diese pro life Menschen, die es sich anmaßen, über mein Leben, das nicht das ihre ist, schwerwiegende und unerträglich selbstgerechte Entscheidungen zu treffen, die auf ihren fundamentalistischen und für sie glücklicherweise sehr theoretischen Überzeugungen beruhen. Wie kann irgendjemand, der nicht ich ist, entscheiden, wie und ob ich mein Leben leben soll. Unerträglich! Die Frage der Sterbehilfe, aktiv oder passiv, ist naturgemäß unlösbar, vor allem im Hinblick auf unsere nie verjährende Geschichte; sie muss aber im Einzelfall gnädig und offen erörtert werden.

4

Auch wenn ich manchmal verzweifle, vor allem bei neuen Ausfällen oder wenn normale Schmerzen dazu kommen wie Zahnschmerzen oder Erkältungen, bin ich erstaunlich und unabsichtlich stoisch in der Akzeptanz aller Herausforderungen, solange meine Grundkonstitution so bleibt wie sie jetzt ist. Selbst im Berufsleben akzeptiere ich meine eigenen Fehler eher, auch wenn ich mich leichter über meine Kollegen aufrege. Es ist eben so.

Hoffnung auf medizinische Hilfe ist immer noch da, auch wenn wohl nicht in den nächsten Jahren. Stammzellen. Vielleicht lebe ich ja lang genug. Ernährung erscheint mir wichtig, vielleicht auch alternative Medizin; soweit möglich spiele ich mit Tai Chi, was zumindest subjektiv mein Lebens- und Körpergefühl verbessert.

Auch autogenes Training scheint eine gute, und vor allem wenig physische Meditation zu sein.

Wichtig und doch unendlich schwierig ist es zu balancieren zwischen stoischer Akzeptanz dessen, was man nicht verändern kann und fatalistischem Aufgeben; Letzteres hilft grundsätzlich niemandem und bringt mich auch nicht weiter. Wichtig ist die regelmäßige Beschäftigung durch Arbeit, die mich etwas davon ablenkt, meine Gedanken um mich selbst kreisen zu lassen, und mich wohl vor einem voll ausgebildeten Alkoholismus bewahrt, wobei Bier meine einzige Droge ist neben den Interferonen.

Sterben ist mehr und mehr präsent, vor allem ist es Unfug, dass MS selbst nicht tödlich ist, sondern nur die Folgen; der gleichen Logik folgend, stirbt man nicht durch einen Schuss, sondern durch die Wirkungen der Kugel im Körper. Ich bin im Grunde im Frieden mit mir selbst und sehe meinem Tod gelassen entgegen, manchmal sogar mit einem seltsamen, eher fröhlichen Gefühl. Das Leben ist zwar mein einziges und letztes, aber ich muss auch gehen lassen können. Natürlich ist es immer der subjektiv falsche Zeitpunkt zu sterben, ob krank oder nicht, und es wird immer Erfahrungen geben, die ich vermissen werde (wobei ich doch irgendwie bezweifle, dass, was immer nach dem physischen Tod kommt, das Gefühl des Vermissens relevant sein wird), doch besser ist es gelebt zu haben im Hier und Jetzt, bzw. jetzt noch da zu leben so gut es geht. Schätzungen der verbleibenden subjektiv lebenswerten Zeit sind zwar wohl unvermeidbar, aber letztendlich nicht wirklich hilfreich. Erstens weiß niemand wieviel Zeit noch bleibt, und zweitens scheint es naiv zu denken, dass das Wissen um die „Restlebenszeit" etwas am Lebensstil ändern würde. Das Wissen um die Halbwertzeit von Uran hat die Menschen auch nicht klüger gemacht in ihrem Verhältnis zur Atomenergie.

Entscheidend ist der Augenblick und dessen Gefühl. Die Bakterien, die sich zusammengetan haben in meinem menschlichen Körper, um ursprünglich lebenstauglicher zu sein, werden schon einen anderen Zusammenschluss finden; lustigerweise ist dieser doch eher absurde Gedanke der Grund, dass ich nicht verbrannt werden will.

Ich werde nie fatalistisch resignieren und zu viele Sachen regen mich noch auf in meiner kleinen Welt; ich werde noch viel erleben und erinnerungswürdige Eindrücke sammeln, meine Besonderheit akzeptierend (nicht zuletzt mangels Alternativen), aber nie resignierend.

Meine Ängste fallen aufs Papier

ANITA HERMELING

Unsere Seele braucht Streicheleinheiten, damit sie sich wehren, frei entfalten und Flügel bekommen kann. Wie aber entdecke ich meine Seele, wenn sie voller Angst ist und aus meinem Blickwinkel verschwindet? Die Angst, die mich ständig begleitet, manchmal sogar beherrscht, gibt mir das Gefühl ganz klein zu sein. Als es in mir ein wenig ruhiger wurde, habe ich angefangen Ängste zu sammeln, die von mir und von anderen, weil sie sich alle ähneln, und habe die Gedanken dann Abend für Abend meinem Tagebuch anvertraut.

Ein sichtbares Zeichen der Erkrankung ist der Rollstuhl. Jeder sieht, mit dieser Person, die in diesem Stuhl auf Rädern sitzt, stimmt etwas nicht. Sie ist krank und das macht Angst. Ist es ansteckend? Kommt der Rollstuhl irgendwann auch zu mir? Steht er vielleicht schon morgen vor meiner Tür, weil in mir eine Krankheit brodelt, von der ich noch keine Ahnung habe? Noch kann ich laufen, keine Frage, aber wie lange noch? Es könnte mich ein Unfall ereilen. Lieber weiter gehen und die arme Person ignorieren. Dann ist das Problem erst mal weg. Nur nicht darüber nachdenken, dann ist auch die Angst fürs Erste wieder gebannt.

Was für eine Angst ist das überhaupt? Im Grunde genommen geht es ja gar nicht um den Rollstuhl. Der langsame Verfall des Körpers deutet sich an. Und wer bekommt da keine Angst?! Dazu fällt mir eine persönliche Erfahrung ein.

Ich war zu einer MS-Veranstaltung geladen und hatte die Möglichkeit, meine Bücher vorzustellen. Ich saß also in meinem Rolli, wie ich ihn inzwischen liebevoll nenne, hinter meinem Stand und die Bücher lagen vor mir auf dem Tisch. Viele haben interessiert ein paar Seiten durchgeblättert, einige Fragen gestellt, die ihnen auf dem Herzen lagen und die Bücher schon vor dem Vortrag mitgenommen. Doch ich musste auch schmerzhafte Erfahrungen sammeln. Einige kamen, schauten auf eines der Bücher, ein Rollstuhl im Großformat sprang ihnen ins Auge, wortlos gingen sie weiter, ohne auch nur einen Blick in das Innere des Buches riskiert zu haben. Andere nahmen ein Exemplar in die Hand und dann kam gehetzt der entsetzte Kommentar: „So weit bin ich noch nicht, so weit nicht!" Sie sprachen das aus, was die anderen dachten und sich nicht trauten zu sagen!

Da habe ich mir erst Gedanken gemacht über meinen Kameraden, der mich nun schon seit fast 15 Jahren begleitet. Irgendwann habe ich ja auch diese Angst vor ihm gehabt, doch eines Tages konnte ich sie ablegen, musste ich mich von ihr lossagen, wenn ich leben wollte.

Was für Ängste sind das, die dort freigelegt werden bei Menschen, die mich in meinem Rollstuhl sitzen sehen, fragte ich mich und ging in mein Innerstes. Als erstes kam mir in den Sinn, die Einschränkung der Bewegung.

Wie viele Jahre war ich mit meinen Kindern barfüßig durch die bunten Wiesen gelaufen, hatte Blumen am Wegesrand gepflückt, vor Freude einen Luftsprung gemacht. Es war alles möglich. Ich bummelte mit Freundinnen durch die Fußgängerzone. Wann immer mir danach war, betrat ich eine Boutique, die nur über sechs Stufen zu erreichen war. Ich nahm sie mit Schwung und Elan. Ich ging tanzen, schwimmen, spielte Tennis und einmal wöchentlich ging es zum Turnen. All das war irgendwann nicht mehr möglich. Zuerst fing ich an zu stolpern, meine Schritte wurden kürzer und unsicherer, ich fiel hin. Oh, wie ungeschickt von mir. Ein Regenschirm begleitete mich sogar bei Sonnenschein, gab mir zuerst die Sicherheit, die mir fehlte. Mit einem Stock zu gehen, wie alte Leute es tun, dazu fehlte mir der Mut. Keiner sollte auf die Idee kommen und mich fragen, ob ich krank bin. Aber die Einschränkungen nahmen zu.

Meine Bewegungen wurden träge. Ich wurde träge. Was war los? Die Ärzte stellten mich auf den Kopf. Nicht lange, da stand sie fest, die gemeine Diagnose. Mit der Wahrheit hielt man sich zuerst diskret zurück, wollte mich nicht zu sehr damit belasten. Ich hatte mir schon selber meine Gedanken gemacht. Da war sie, die Angst vor dem Namen der Krankheit. Aber keiner sprach ihn aus.

„Eine Entzündung im zentralen Nervensystem kann man feststellen," das sagte man mir. Ach, das nur? Ich brauchte aber einen Namen, eine Diagnose, also habe ich mich schlau gemacht, das heißt, ich habe einen Blick auf einen internen Bogen riskiert, der eigentlich nicht für mich bestimmt war. Dort stand „Encephalomeyelitis desseminata". Noch mal Glück gehabt! Doch keine MS! Gott sei Dank. Ich rufe zu Hause an und schreie fast 20 km durch das Telefon: „Keine MS. Irgend so ein lateinisches Wort. Es ist wohl die Bezeichnung für die Entzündung, die man hier bestimmt bald in den Griff bekommt." Totale Erleichterung am Ende der Leitung.

Ich warte tagelang auf die Wirkung der Infusionen und Tabletten. Ein wenig besser geht es mir schon. Aber ganz prall auch nicht. Bei der großen Visite wage ich die Ärztin zu fragen, wie lange es denn nun dauert, bis ich wieder hergestellt bin.

Da wird sie ganz laut und blafft mich an: „Verstehen Sie endlich! Sie sind krank, schwer krank. Das wird nicht einfach wieder!"

Da liege ich nun versunken in meinen Kissen mit dieser furchtbaren Information und bin einfach nur noch geschockt.

Mein Mann kommt. Wir sprechen mit dem Stationsarzt. Er beruhigt uns. Muss ja alles nicht so schlimm werden. Keine Aufregung, Stress vermeiden, dann kann es lange gut gehen. Das Gespräch war nicht schlecht. Unsere Hände berühren sich, klammern sich aneinander fest und mein Mann sagt:„Das bisschen MS, das kriegen wir schon hin." Seine Aussage macht mir Mut. Nach der Cortisonbehandlung werde ich dann bald mit frischem Mut entlassen. Die guten Ratschläge nehme ich mit nach Hause.

Ich melde mich bei der Selbsthilfegruppe an, die heute gegründet werden soll. Wir beäugeln uns interessiert, alle haben wir MS und das verbindet uns. Damit die Hemmschwelle fällt, stellt sich jeder kurz vor und erzählt von seinem Krankheitsverlauf. Ich bin ganz euphorisch. Jetzt habe ich ja meine MS im Griff. „Also seitdem ich auf ‚Imurek' eingestellt bin (das ist ein Medikament aus der MS-und Krebs-Therapie), geht es mir super."

Ich schaue mich erwartungsvoll in der Runde um. Totale Stille. Dann spricht mich ein älterer Mann an: „Keine zehn Jahre weiter, und Sie sitzen trotz Imurek im Rollstuhl und Ihr Mann wechselt Ihnen die Pampers." Diese Reaktion habe ich nicht erwartet. Ich schlucke und schaue ihn mit großen Augen an. „Das ist ja wohl nicht dein Ernst", denke ich bei mir. Aber der Herr deutet auf seine Frau, die neben ihm im Rollstuhl sitzt und zu all dem nur nickt. Mein Mann und ich verlassen die Runde. Das war zu viel des Guten. Ich bin für heute bedient, nein, wir beide sind bedient.

Aber die Ironie ist die: Keine drei Jahre später beginnt sich die Prognose zu erfüllen. Ein neuer Schub kündigt sich an, die Angst wird riesengroß. Was kommt nun? Eine Magen-Darm-Grippe reißt mich von den Beinen. Die Augen spielen mir einen Streich. Nein, das nicht auch noch! Doch auch das noch! Cortison und Co. kommen erneut zum Einsatz. Die Augen beruhigen sich, die Beine fühlen sich nicht angesprochen. Irgendetwas bleibt immer, die Angst auch.

Mein soziales Netz beginnt zu schwanken. Meine Familie bekommt als Erste meine Veränderung mit. Trägt sie mich mit all meinen Unsicherheiten und Ängsten? Und was ist mit ihrer Angst, wie verkraften sie meine körperlichen und seelischen Macken?

Die Kinder sind in einem Alter, in dem es Auseinandersetzungen auszutragen gilt. Ich halte meine Ohren zu, will nichts davon wissen. Ich lasse meinen Mann alleine mit der Erziehung. Habe Angst vor lauten Worten, die doch kommen, wenn Kinder die Welt für sich entdecken. „Ich will meine Ruhe, nehmt Rücksicht, sonst bekomme ich einen Schub!!!" Wenn ich diese Sätze schreie, fange ich schon an zu zittern. Nimmt man mich überhaupt noch ernst? Fragen über Fragen, die schon wieder Angst machen. Die Kinder verstehen mich nicht mehr. Das ist nicht mehr ihre Mama, die so unausgeglichen ist und mit der Androhung „sonst bekomme ich einen Schub" die Familie erpresst. Wie ist es mit den Freunden? Halten sie noch zu mir? Zuerst ja, große Betroffenheit schlägt mir entgegen. Aber mein Zustand, meine Krankheit dauert zu lange. Da wird der Kreis klein und dünn, der mich noch hält. Meine depressive Stimmung hält an.

Am liebsten verkrieche ich mich, geht aber nicht immer. Ich arbeite noch stundenweise im Büro, also quäle ich mich im Rollstuhl hin, versuche äußerlich stark zu sein. Ich liebe ja meinen Beruf, möchte ihn nicht gerne aufgeben. Nur nicht auf dieses Thema mit den beiden Buchstaben M und S ansprechen lassen, das ertrage ich nicht. Obwohl: Das sichtbare Zeichen meiner Behinderung, den schwarzen Rollstuhl, den habe ich ja mit zur Arbeit gebracht. Ich falle auf, der Rollstuhl ist chic und schwarz, da hat die Kasse sich nicht lumpen lassen, aber das ändert nichts an der Tatsache, mein Anblick macht die anderen verlegen. Ich sitze in einem Shopper und habe keine Beine mehr, die mich von A nach B tragen.

Ein Unglück kommt selten allein. Die Büroräume werden nach oben verlegt. Zuerst schaffe ich es noch, mich von einer Stufe zur anderen die Treppe nach oben zu ziehen. Irgendjemand von den Kollegen bringt mir den Rollstuhl hinterher. Alle sind sehr nett zu mir, darüber darf ich mich nicht beklagen. An manchen Tagen geht es mir besser, da habe ich die Kraft, noch ein paar Meter mit den Stützen zu gehen. Das sieht aber alles nicht elegant aus und es fällt mir zunehmend schwerer. Also muss ich unten sitzen bleiben. Mich erreicht das Gefühl, langsam aussortiert zu werden. Meine anspruchsvolle Arbeit wird mir abgenommen, man teilt mir Aufgaben zu, die jeder Lehrling im ersten Lehrjahr erledigen kann. Nur, mir fällt auch dies schwer. Bin ich jetzt im Kopf auch nicht mehr klar? Heute weiß ich, dass die Belastung im Arbeitsleben zu dem Zeitpunkt enorm für mich war und man mich schonen wollte. Die Scheu vor einem offenen Gespräch klebte wie Kleister im Raum. Ich stand vor Tatsachen, die für mich nicht nachzuvollziehen waren. Also waren nur die Verletzungen da, die ich spürte.

Ich mache mich selber klein. Wer oder was bin ich denn noch? Eine lästige Fliege, die man verscheucht, so negativ denke ich über mich. Schließlich bleibe ich zu Hause. Es tut allen leid. Ich werde noch eingeladen, wenn Feiern anstehen. Die Weihnachtsfeier im Betrieb naht. Ich soll doch kommen. Nein, sage ich, es tut mir im Herzen weh, und bleibe der Feier mit den Kollegen fern.

Dann wird es ruhig um mich. Es besucht mich nur noch selten jemand. Hat man jetzt Angst vor mir? Ich kann das alles nicht einordnen. Schub reiht sich an Schub. Das bisschen MS hat sich verselbständigt. Die Angst, die Kontrolle völlig über mich zu verlieren, wird immer größer. Ich lasse mich mehr und mehr gehen. Die Kleidung ist mir so was von egal. Ob ich mir die Haare waschen oder schneiden lasse, ist mir unwichtig geworden. Warum soll ich mich um mich selber bemühen? Ich grübele und grübele. Irgendwo muss ich hin mit meiner Angst.

Ich mag mit niemanden reden, jetzt ist „Schreiben" dran! Ein paar Tagebücher sind schon voll geschrieben, es werden noch mehr. Da stecken dann die ungeweinten Tränen drinnen, die Wut, die mir Bauchschmerzen macht. Die Kinder trauen sich schon lange nicht mehr zu mir, wenn sie bedrückt sind, ihre Mama hat das Herz zu voll mit Selbstmitleid und Angst. Da passen ihre Ängste nicht mehr rein. Und sie haben Recht. Meistens denke ich, hier versteht mich niemand. Wie soll mich jemand verstehen können, der selbst keine MS hat. Sie haben es ja nicht. Ich entferne mich immer mehr von meinen Lieben und vom Leben, stiere nur noch vor mich hin.

Eines Tages wird es auch meinem Mann zuviel, der bisher alles geduldig ertrug und Verständnis hatte. Er sagt ganz nüchtern: „Wenn du nicht mehr willst und nur noch vor dich hin vegetierst, dann kann und will auch ich nicht mehr!" Das war der erste Engelflügel, gar nicht sanft hat er mich berührt, er streift mich so, dass es weh tut. Ich werde plötzlich hellwach. Was hat er gesagt, er, der doch immer so viel Geduld mit mir hatte? Er kann nicht mehr? Er will weg von mir? Das darf nicht sein! Ich will nicht alleine bleiben. Wenn er mich jetzt auch noch verlässt, dann ist alles aus. Ich schreibe wie wild in mein Tagebuch. Und ich bete um Hilfe, manchmal so gar laut. Ich pflege mich, für mich und für ihn. Das hat der Engelflügel bewirkt. Die Angst vor dem „Alleingelassenwerden" ist mächtig. Ich muss was tun, ich will nicht alleine sein! Heute weiß ich, dass Angst eine gesunde Reaktion der Seele vor Verletzung ist. Nur irgendwann muss man sie überwinden, sonst kann die Dunkelheit nicht schwinden. Bei mir wird es jetzt heller.

Wieder spüre ich die Schwingung des Engelflügels. Eine liebe Freundin nimmt mich mit zum Aquarellkurs. Ich lasse mich schleppen und bekomme eine andere Sicht, das ist merkwürdig. Sobald ich Pinsel und Farbe vor mir habe, schalte ich meine Angst ab. Ich male einfach drauf los. Meine Ängste fangen an, sich aus meiner Seele zu schleichen und fallen auf das Papier. Und es kommt sogar Freude auf, wenn mir ein Motiv gelingt. Ich wusste gar nicht mehr, wie „Freuen" geht. Mein Bauch wird wunderbar warm. Die Farben meiner Bilder passen sich meiner Stimmung an, die Formen haben etwas mit mir zu tun. In mir verändert sich etwas. Ich bin motiviert. So muss es sein, wenn man mit dem Tod tanzt. Tanz ist Lebensbewegung. Ich komme heraus aus meiner Starre. Die Angst wird leiser, tut nicht mehr so weh. Ich werde wieder ich. Jetzt weiß ich es sicher, ein Engel begleitet mich.

Vor allen Dingen bekomme ich wieder Sehnsucht nach meinen Kindern, will miterleben, wie sie erwachsen werden, will wieder ein Teil ihrer Welt sein. Ich lasse mir von einer Psychologin helfen, sie ermuntert mich in meinen Aktivitäten und nimmt mir die Angst vor der Isolation. Ich komme überall hin, wohin ich will. Wenn ich nicht will, muss ich nicht abseits stehen, oder mich zu Hause verkriechen. Der Rollstuhl wartet nur darauf, dass ich die Räder zum Rollen bringe. Ich mische wieder mit im Leben. Und ich bringe die gesunden Menschen dazu, mich wieder zu akzeptieren, so wie ich bin. Da kommt auch die Idee, aus meinen Tagebüchern ein Buch werden zu lassen. Andere Menschen, die so leiden müssen wie ich, egal aus welchem Grunde, ob im Rollstuhl oder nicht, die sollen wissen, dass es einen Weg, aus dieser depressiven Verstimmung herauszukommen, gibt. Ich kann mich nicht mehr zurückhalten, ich gehe meinen Weg.

Und doch klopft die Angst wieder an. Finde ich einen Verlag, der mein Manuskript nimmt? Das Ganze ist ja ein einziger Schrei meiner Seele, keine anspruchsvolle Lyrik. Ob Interesse daran besteht? Das Warten ist schwer. Ich muss mich ablenken. Ich mache an der Volkshochschule Kurse mit. Es gefällt mir, mit anderen zusammen mein Englisch aufzufrischen, Französisch anzupacken. Ich versuche mich in Tonarbeiten, Seidenmalerei und vegetarischem Kochen. Die Zeit vergeht.

Und dann bekomme ich doch eine positive Antwort. Mein Manuskript wird ein Buch. Wie wird es ankommen? Wieder ist die Angst da. Ich habe mich öffentlich ausgezogen, meine Seele liegt bloß da. Was erwartet mich in der Öffentlichkeit? Die Angst wandelt sich in Freude. Ich bekomme Komplimente. So wie ich meine Ängste beschrieben habe, so ähnlich haben auch andere sie erlebt, sie erkennen sich wieder. Und ich kann ihnen helfen, ich habe ihnen aus der Seele gesprochen. Sie wollen ihren Weg jetzt auch suchen. Ich werde ruhig und dankbar. Mein Buch kann alleine laufen. Es wird auch gelesen von Menschen, die MS nicht einmal kennen, sie sind eigentlich gesund. Aber sie haben etwas erlebt, dass sie traurig und unglücklich gemacht hat. Sie finden in meinem Buch Kapitel und Passagen, die sie wieder aufrichten, sagen sie mir. Ich bin sehr, sehr glücklich darüber.

Jetzt habe ich auch wieder Muße und Zeit zum Malen. Die Bilder werden bunter und mutiger. Meine Lebenslust ist sichtbar. Ich will nicht zurück. Wenn die Schübe sich wieder melden, denke ich, dass ich keine Zeit für sie habe und irgendwie keine Lust habe ständig neu zu kämpfen. Dann muss ich aufpassen, dass mich die depressive Phase nicht wieder einholt und mich fallen lässt. Aber ganz tief falle ich nicht mehr, stelle ich fest. Der Boden unter den Füßen ist fest geblieben. In mir ist es viel ruhiger geblieben während der kritischen Phase. Meine Seele hat Flügel bekommen. Der kleine Engel in mir beschützt mich und mein Glaube an den dort oben gibt mir die Kraft weiter zu machen.

Und ich möchte viele Flügel weiter verschenken. So habe ich den Mut bekommen, mein zweites Buch in Angriff zu nehmen. Es ist noch offener geschrieben, weil ich keine Angst mehr habe. Ein wenig habe ich mich hinter der Figur „Theresa" versteckt. Diese Frau lebt mein Leben, so intensiv wie ich es heute lebe. Sie geht meinen Weg und ich bitte jeden Tag darum, dass sie meine beste Freundin bleibt. Sie sitzt wie ich im Rollstuhl und läuft doch mit wachen Augen und Freude im Herzen durch ihr Leben und die Welt, die sich ihr nun in der ganzen Schönheit zeigt, weil sie die MS an die Hand genommen hat und nicht umgekehrt.

Die Jahre, die ich gebraucht habe, um mit dieser Krankheit zu leben, waren keine verlorenen Jahre, sie waren auch keine vertane Zeit. Sie haben mir die nötige Reife gebracht, um dieses Schicksal anzunehmen. Heute kann ich auch meine gesunden Mitmenschen besser verstehen, kann das Problem „Rollstuhl" aus verschiedenen Blickwinkeln betrachten. Ich glaube, viele fühlen sich oft einfach hilflos, wenn sie Menschen wie mir begegnen, und dann reagieren sie manchmal anders, als wir es gerne hätten. Es ist nicht bös gemeint, ich weiß es, ihnen fehlt einfach unser Blick. Dann sind wir gefragt, ihnen zu helfen, mit uns normal umzugehen. Ich habe da meine eigene Strategie entwickelt. Lange schaute ich nach unten, wie der Vogel Strauß, „nichts hören und sehen, dann spricht mich keiner an und man sieht mich auch nicht!" Niemand fragte: „Kann ich behilflich sein?" Das jedoch passte mir auch nicht so recht. Da war die Wand zwischen uns, die Scheu vor Krankheit und Behinderung. So manche Seite in meinem Tagebuch spricht von diesen Begebenheiten. Jetzt mache ich es anders, weil mein Selbstbewusstsein gewachsen ist. Ich sitze in meinem Rollstuhl und schaue nach oben, meinem Gegenüber direkt ins Gesicht. Da passiert etwas, das mich im ersten Moment stutzig und dann glücklich macht.

Menschen, die bislang keinen Anlass sahen, machen sich plötzlich Gedanken, wenn sie mich oder jemanden anders entdecken, der halt nicht ganz heil ist. Sie schauen nicht mehr peinlich berührt weg. In ihrem Inneren geschah ein Wandel. Sie können ihr und unser Leben mit anderen Augen sehen, weil auch sie gelernt haben, nicht an einem Punkt stehen geblieben sind. Sie verstehen nun, worauf es ankommt. Mitleid ist nicht angebracht und hilft niemanden weiter. Gegenseitige Akzeptanz ist wichtig, damit auf beiden Seiten der Mut für das Miteinander wächst. Und genau diesen Prozess habe ich in Gang gesetzt durch mein Verhalten.

Ich möchte nicht isoliert leben. Die MS mit all ihren Beschwerden, Schmerzen und fiesen Attacken hat mich ohne Frage letztendlich positiv verändert. Manche Tür hat sich geschlossen, dafür öffneten sich viel mehr neue Türen. Mein Selbstwertgefühl war noch nie so gut wie heute. Nur um anderen zu gefallen, sage ich nicht mehr ja und amen zu allem. Ich bin sehr offen und direkt in meinen Äußerungen geworden. Allen passt es nicht, dass ich mich unbequemer im Umgang zeige. Aber die meisten klopfen mir auf die Schulter, das macht mir Mut, und ich gehe oder fahre viel freier durch das Leben. Meine Seele ist mir sehr wichtig geworden und ich kann meine Angst streicheln.

Ich bin einmal gefragt worden, ob ich manchmal Neid verspüre? Nein, es ist ein Fremdwort für mich geworden. Worauf sollte ich denn neidisch sein? Auf Gesundheit, Schönheit, Reichtum oder Jugend? Die Jugend durfte ich genießen und habe sie mir in meinem Herzen bewahrt. Und die Jahre haben mir gezeigt, dass ich alles habe, wenn meine Seele gesund ist. Wenn ich morgens in den Spiegel schaue, habe ich keine Angst mehr vor dem Gesicht, das sich mir dort zeigt. Ich sehe die Spuren meines Lebens darin und ich kann mir selber Mut machen und mir sagen, dass ich mich mag und mich auf den neuen Tag freue.

Wann habe ich aufgehört zu bedauern, dass ich nicht mehr die bin, die ich einmal war? So genau weiß ich es nicht mehr. Ich weiß nur, dass es der glücklichste Moment seit langem war. Er brachte mir den Engelflügel in meine Seele und den Mut das „Heute" zu leben. Es war der Augenblick, als ich anfing die andere Freiheit auf Rädern zu entdecken, endlich den Weg der Tränen verlassen konnte und mein persönliches Glück zu sehen begann. Wer weiß, vielleicht mache ich ja auch eines

Tages wieder Schritte auf meinen eigenen Beinen, weil ich offen für Wunder geworden bin. Der kleine Engel in mir glaubt daran. Und wenn nicht, werde ich nicht daran zerbrechen.

Noch immer schreibe ich in mein Tagebuch und das merkt sich all meinen Kummer, der zwischendurch doch mal anklopft und auch meine Freude, die nun überwiegt. Das Schreiben gibt mir ein gutes Gefühl. Und ich möchte es in die Welt schreien, egal ob ein Kummer die Seele belastet und krank macht, oder ob eine körperliche Behinderung da ist, die den Alltag erschwert: „Jedes Schicksal ist anders. Und wenn das Leid noch so groß ist, es gibt einen Weg, die Zufriedenheit wieder in sein Leben und die Beschwerden deutlich leiser werden zu lassen, wenn man es zulässt." Ich kann nun schon viele Bücher zählen, die in meinem Geheimfach ruhen. Wenn mir danach ist, blättere ich darin hin und her. Erstaunt stelle ich fest, mit den Jahren haben sich der Inhalt und das Schriftbild verändert. Meine Gedanken sind klarer formuliert, die Buchstaben mit Tinte geschrieben, sind heute nicht mehr so von Tränen verwischt wie einst, auch wenn mittendrin ein Schicksalsschlag, ein schwerer Schub oder ein anderer Kummer mein Leben mal wieder grob durcheinander gewirbelt haben. Manchmal frage ich mich, ob wirklich ich es war, die hier schrieb und suche nach mir. Papier ist geduldig und wie ein Freund hört es mir zu und nimmt alles auf. Unzählige Seiten sind zum „Gestern" und dünn wie Pergament geworden, aber viele frische weiße Seiten sind bereit, den Druck meiner Feder und Seele auszuhalten. Ich stehe mitten im Leben und nicht mehr daneben. Hab Dank, liebes Papier, für die unendliche Geduld.

Lebensgeschichte – Lebensgedichte
Gedankenwanderung zwischen Sein und Schein
MONIKA KRENN

GEDANKEN

sind des Lebens Prägung
es lohnt sich daher die Erwägung
mal nachzudenken was man denkt
in welche Richtung es sich lenkt
gar mancher wird erstaunt sich fragen
geh' ich mir selber an den Kragen
mit all' dem negativen Mist
der mir das Leben so verdrießt ...

... Produkt der Marke Eigenbau
paradoxer Denkverhau

(Monika Krenn)

Die kleine große Welt eines Menschen, einzigartig und doch ein Teil von allem. Das bedeutet Faszination in Begrenzung und Unendlichkeit zugleich, eingebettet in Liebe und Vertrauen auf ETWAS das es da gibt, sichtbar manchmal und unsichtbar. Das Leben ist ein Balance-Akt in jeder Hinsicht. Der „paradoxe Denkverhau" bereitet mir manchmal große „Hirn-Turbulenzen". Im Gitternetz der Liebe und des Vertrauens werde ich jedoch stets wieder aufgefangen. Die Erinnerung an die Einfachheit ordnet das Chaos, ergibt wieder eine klare Struktur, die richtungsweisend und ermutigend wirkt.

STRUKTUR

Struktur ist die Uhr ohne Zeit
eine Form in der Norm
der Endlosigkeit

(Monika Krenn)

Das Schreiben und Malen ist für mich ein Versuch, aber eben nur ein Versuch, ES zu erkennen und vielleicht zaghaft, bruchstückhaft zu benennen in Wort oder Bild.

Als visueller Mensch, der ich auch bin, wie viele Menschen, trage ich innere Bilder von Lebenssituationen in Farben, Strukturen, Symbolen und manchmal Geschichten in mir. Es gibt starre und bewegte, klare und vernebelte Geistesdarstellungen, selbst gestrickte Egobilder und einfach erscheinende Seelenbilder. Diese „innere Galerie" drängt zur Umsetzung und Sichtbarmachung eines Bruchteils dessen, was ich sehe oder empfinde. Die Chance dazu gibt mir das ererbte Talent zur Malerei und die „Ur-Wurzel" **MUT** zum lebendigen Leben.

Allein Gott hat kein Bild, er ist ALLES und in Allem.

Alles ist einfach – ganz einfach:

STILLE KRAFT   *Die stille Kraft der Einfachheit*
sie ist es
die mit Heiterkeit
auf das Gewusel blickt
in dem der Mensch erstickt

(Monika Krenn)

Wozu ist dann das Leben so kompliziert und manchmal fast zum Ersticken?

Worte haben große Kraft, deshalb habe ich mir angewöhnt, statt WARUM, WOZU zu fragen. Diesen Impuls gab mir ein Krankenhauspfarrer, der häufig mit der „Warum-gerade-ich-Frage" konfrontiert wurde. So frage ich nicht, **warum** habe ich MS, sondern **wozu**? Dabei konnte ich feststellen, dass sich meine Einstellung verändert und neue Perspektiven auftauchen. Hier profitiere ich auch von der jahrelangen Supervision, an der ich berufsbegleitend teilgenommen habe, ebenso wie von einer dreijährigen Verhaltenstherapie.

Wie jedem Menschen, dem die Hiobsbotschaft einer vermeintlich unheilbaren Krankheit mitgeteilt wird, kippte ich erst einmal aus den Latschen. Vom dunklen Loch namens Depression ließ ich mich gefangen nehmen. Es war nur schwarz.

Die Diagnose verdrängte ich, viel mehr machte mir das Herausreißen aus den gewohnten Bahnen zu schaffen. Als Krankenschwester hatte ich doch so ein wunderbar ausgeprägtes Helfersyndrom, dem ich mich bis zum Zusammenbruch hingab und das mir eine lange Zeit meines Lebens ein fragwürdiges Korsett bot und meinen Selbstwert wie eine riesige bunte Seifenblase anwachsen ließ.

Der „Stachel" MS ließ sie platzen …

Wer oder was bin ich jetzt noch?

Aus dieser Situation heraus begann die Suche nach einer neuen Definition meiner selbst. Hier war die Gefahr groß, mich zu sehr mit der Krankheit zu identifizieren. Die Theorien, in vielen Büchern nachzulesen, vom richtigen Umgang mit einer schweren chronischen Erkrankung, gepaart mit vielen mehr oder weniger guten Rat-Schlägen, gaben mir große Denkaufgaben. Dadurch ließ ich auch Unsicherheit, Aggression und Ängste aufkommen, einzig und allein deshalb, weil ich verschiedene Themenbereiche zu sehr isolierte und nicht miteinander verbinden konnte, bzw. auch nicht wollte, aufgrund meines Sturschädels. Dieser Starrsinn blockiert alles und lässt die Freiheit der Bewegung vergessen. So entstand folgendes Gedicht über

DIE THEORIE

Die Theorie
ist ein Genie
sie ist so schlau und weiß genau
wie wann und wo das Tun geht so
auch das Denken lässt sich lenken
reflektieren und studieren
hochgestochne Bücher schmieren
reden labern und bla …bla …
plötzlich ist das Chaos da
die Theorie sie geht ins Knie
und wird ganz klein
denn kann es sein
dass das Genie
nur Theorie

(Monika Krenn)

Für kurze Zeit war es mir eine Genugtuung und ich dachte weiter ironisch über die Theorien nach, die sich vermeintlich nicht in das praktische Leben, in die Realität umsetzen lassen. Theorie und Praxis sind eben zwei Paar Stiefel und das Eine hat mit dem Anderen nichts zu tun … oder?

Schnell kam ich aber dann doch darauf, dass nichts ohne das andere Wirkung hat. **Alles hat seine Zeit und seine Wirkung.**

Das Urteilen und Festnageln ist generell eine fatale Angelegenheit. Stattdessen ist Perspektivenwechsel angesagt. Und da hilft mir meine „Ur-Wurzel" **VERTRAUEN.**

Ich bin mit und in den Bergen aufgewachsen, hingeführt und begleitet durch meinen Vater, habe ich auf vielen Berg- und Skitouren Grundsätzliches für mein Leben gelernt. Dazu gehört auch die Auswirkung der Blickrichtungsveränderung, ein winziger Schritt, oder eine kleine Drehung genügen oft, um etwas völlig anders sehen zu können. Auch kann ein kleiner Schritt oder Ausrutscher einen Absturz zur Folge haben und das jetzige Leben hat ein Ende. Ich vertraue darauf, dass wir Menschen nicht ins Nichts fallen. In der Tiefe ist die Höhe, im Nichts ist alles, über und in allem ist Gott.

Es lohnt sich, im Leben mal hier hin, mal dort hin zu schauen und nicht in einer vermeintlich ausweglosen Situation zu erstarren. Auch einmal etwas wagen! So bin ich im letzten Monat des vergangenen Jahrtausends in eine mir völlig fremde Gegend gezogen. Einzige Begleitung war Charly, mein Hund. Auch heute habe ich noch keinen Tag bereut.

Es gibt einige Menschen, die mir wertvolle Begleiter und Impulsgeber geworden sind. Hilfe anzunehmen ist mir sehr schwer gefallen, war doch ich immer die Macherin und Helferin. Auch hier eine gravierende „Standortveränderung", ohne Absturz, im Gegenteil, es geht immer mehr bergauf, nur meistens anders, als ich es mir vorstelle.

Von vielen Menschen habe ich gelernt, in der Ausbildung zur Psychosozialen Beraterin, in Seminaren, aus Büchern, Vorträgen und zahlreichen persönlichen Begegnungen.

Manchmal überrollt mich das Gefühl der Informationsüberfülle und ich überlege mir, wozu das alles, denn …

ALLES IST ANDERS

Alles ist anders
als ich weiß
dass es ist
die Wissensanhäufung
eine hirntechnische List
das Futter für's Ego

es frisst bis es platzt
erst dann wird an der Tür
zur Seele gekratzt

(Monika Krenn)

Leben ist Wandel, das Wandeln ließe sich auch als vornehmes Gehen bezeichnen. Also gehe ich bedacht, vielleicht nicht so vornehm, dafür aber im eigenen Rhythmus. Nicht mehr im Rhythmus der Jugend, noch nicht des Alters, den Takt gibt das schwächere rechte Bein an. Skifahren und Wandern sind nicht mehr möglich, zurzeit jedenfalls nicht. Die Traurigkeit darüber lässt sich mit Vertrauen und Hoffnung besser ertragen.

Die heitere Gelassenheit möge mehr und mehr in mein Leben Einzug halten. Irgendwann und irgendwo habe ich einmal gelesen, dass es ein großes Gelächter gibt beim Überschreiten der Diesseitsschwelle ins Jenseits. Das kann ich mir gut vorstellen, denn wir Menschen inszenieren Lebensszenen, die wirklich zum Totlachen sind. So ist es eigentlich kaum meine Art, im zähen Brei der Oberflächlichkeiten dahin zu dümpeln. Und doch rutsche ich manchmal das glitschige Ufer hinunter und mitten hinein in den „Bla-bla-Tümpel". Höre mir stundenlang „Jammergeblubbere" an und erst kurz vor dem Absaufen erreiche ich völlig ausgelaugt wieder das rettende Sinn-Ufer.

Und doch würde sich das eine ohne das andere nicht erkennen lassen.

SINNGEWINN

Der Sinn
ist Gewinn
aus der Zeit
mit dem Leid
der Sinnlosigkeit

(Monika Krenn)

Das Leid der Sinnlosigkeit entsteht überwiegend in der Situation des Selbstmitleides. Es ist sehr bequem, sich im Beschwerden-Hamsterrad zu drehen und nicht ausklinken und weiterentwickeln zu müssen, mit der Vorstellung: „Alle anderen sind Schuld an meiner Misere."

Daraus entstand das „Rezept" für den:

ERDEN-BESCHWERDEN-EINTOPF

Hier auf Erden
Gibt's Beschwerden
massivster Art
im großen Topf gegart
eingemachtes Selbst
schmalznudelig gewälzt
im breiig Selbstmitleid
zur Anklage bereit
auf Wut fein dekoriert
die Eifersucht gebiert
fromm sinnlich ihre Jungen
die wie die Alten sungen
so Mensch bedenke dann ...
nun fängt's von vorne an

(Monika Krenn)

Es gibt viele Bücher, Seminare, Workshops usw., in denen Methoden für oder gegen etwas gelehrt und angeboten werden. Viel Gutes und Brauchbares, aber mindestens genauso viel Mist und Irreführendes. Dabei hat man die Möglichkeit, sich anleiten zu lassen, um dann das Gelernte laut Gebrauchsanweisung umzusetzen, nach dem Motto: „Es ist gut, die Verantwortung für mich abzugeben!"

Wer Lust auf ein fremd gesteuertes Marionetten-Dasein hat, sollte das tun.

Manche Wissens- und Methodenvermittler glauben, dass sie die Weisheit mit dem Löffel gefressen hätten. Hin und wieder schleicht sich das Gefühl leider auch bei mir ein. Der große Irrtum hat dann einen Schwindel erregenden Balance-Akt zur Folge, denn alles ist anders, als ich weiß, dass es ist ...

Und doch ... jeder hat irgendwo Recht!

So frage ich, besonders in Situationen, in denen mich jemand sehr nervt: „Wo hat sie oder er Recht und was kann ich daraus lernen?" Ich muss zugeben, dass mir dieses sehr schwer fällt und alle Überwindung kostet. Und doch, es lohnt sich!

Mit der Zeit habe ich festgestellt, dass es eine große Illusion ist zu glauben, ET-WAS im Griff zu haben. Sobald ich das meine, hat dieses ETWAS nämlich mich im Griff. ES umklammert und blockiert mich. Meine Gedanken produzieren passende Erklärungen, die festgenagelt werden und sie sind begeistert über die vermeintliche Richtigkeit derer. Dabei ignorieren sie meine Gefühle. Diese wiederum reagieren darauf mit allem, was an Gegenwehr zur Verfügung steht, mit dem weiten Möglichkeitenfeld der Aggression und Depression. Darin kann ich eine der Entstehungswurzeln der Krankheit MS erkennen, der „Innere Krieg" mit fatalen Folgen:

KÖRPERREAKTION

Seelenbluten
aus den Fluten
tiefster Tiefen
verzweifelt riefen
die Gefühle
aus der Kühle
 der Verdrängung
eisige Verengung
kristallisierte
und blockierte
Lebensflusskanäle
bringen die
fatale Körperreaktion

(Monika Krenn)

In jedem Leben, ob chronisch krank oder nicht, gibt es wirklich schwere Zeiten und Situationen. Ich habe festgestellt, dass mit einer gewissen Art von Humor jeder Dramatik der Wind aus den Segeln genommen werden kann.

Und wenn ich mich wieder mal gar nicht auskenne, fällt mir folgendes Gedicht ein:

VOM SCHLAUCH

Entweder – oder
so wohl – als auch
das eine – wie's andere
und ich steh' auf dem Schlauch …

ich geh' wieder runter
vom Schlauch
ohne
geht's auch

(Monika Krenn)

Es ist gut, in liebevoll-lächelnder Geduld mit mir selbst umzugehen.

Die „Ur-Wurzel" **LIEBE** fordert größte Achtsamkeit und Pflege, sonst zieht sie sich rasch zurück. Sie ist das schwierigste Exemplar meines „Dreier-Ur-Wurzel-Gespanns" und muss sehr umsorgt werden. Liebe, Vertrauen und Mut schenken mir die Möglichkeit, im Leben zu wachsen, meinen Platz zu haben und Früchte hervorzubringen. So liegt es einzig an mir, wie ich mit diesem Gottesgeschenk umgehe.

Die Wahrheit
wird durch
die Liebe
erkennbar

(Monika Krenn)

Niemandem zur Last fallen

DORIS RÜB

Als Anna die Augen aufschlug, fiel ihr Blick wie jeden Morgen auf den Wecker. Es war zehn Uhr. Langsam wurde es Zeit zum Aufstehen. Andererseits, sie hatte ja doch nichts vor. Das Gescheiteste war, sie schlief noch eine Stunde oder zwei. Dann ging die Zeit am schnellsten vorbei. Naja, wenigstens waschen könnte sie sich, danach fühlte sie sich meistens besser.

„Einen schönen guten Morgen, Frau Nich." Anna fuhr hoch. Das klang so nah, als wäre jemand im Zimmer. Sie schloss die Augen, zwang sich zur Ruhe. Nein, das war nicht möglich. Sie hatte nichts getrunken, und ihre Medikamente – die hatten andere Nebenwirkungen. Von Halluzinationen hatte sie jedenfalls noch nie was gehört. Sie rollte auf den Rücken und blinzelte vorsichtig gegen die Sonne. In dieser Lage schien sie ihr genau ins Gesicht. Sie hätte doch die Rollläden runterlassen sollen. Aber dann sahen die Nachbarn, wie lange sie schlief.

Auf der anderen Bettseite, am Fenster, stand ein Mann. „Na also, Frau Nich, ich dachte schon, Sie wollten noch mal einschlafen." Die aufgesetzte Fröhlichkeit in seiner Stimme war unerträglich, schon gar so früh am Morgen. „Wie dieser Fernsehmoderator, wie heißt er doch gleich, aber lange nicht so professionell. Herrschaft, wie heißt denn der Typ. Ich sollte endlich mal was für mein Gedächtnis tun," dachte Anna. Dann riss sie in einem plötzlichen Schreck die Augen ganz auf. Der Mann war immer noch da.

Wie ein Einbrecher sah er eigentlich nicht aus, wenigstens stellte sie sich Einbrecher anders vor. Er trug einen blauen Anzug, Seide oder eine gute Imitation. Ein bisschen zu blitzblau, fand Anna, aber sonst sehr ordentlich. Das Hemd und die Krawatte waren allerdings indiskutabel, trotz der guten Qualität. So etwas Scheckiges konnte man nicht mal zum Jogging anziehen. Außerdem, ein Seidenhemd zum Laufen!

Endlich fragte sie das Naheliegende: „Was wollen Sie eigentlich in meinem Schlafzimmer?" Der Mann lachte. Ein unangenehmes, aufgesetztes Lachen. „Entschuldigen Sie, Frau Nich, dass ich mich noch nicht vorgestellt habe. Bis jetzt hat mir die Gelegenheit gefehlt." Wieder dieses blöde Lachen. „Mein Name ist Helfering. Ich komme von der Agentur Sorgenfrei."

Anna versuchte den Kopf zu schütteln, so recht gelang ihr das im Liegen nicht. Immerhin merkte sie, wie weit sie sich aufgedeckt hatte. Erschrocken zog sie die Bettdecke bis zum Kinn. Dieser aufgedonnerte Typ brauchte ihr verwaschenes Nachthemd nicht zu sehen. „Sie haben meine Frage nicht beantwortet," murmelte sie, inzwischen ein wenig eingeschüchtert. Für diesen jungen Schnösel schien es ganz selbstverständlich, ins Schlafzimmer fremder Leute einzudringen.

„Aber Frau Nich, Sie werden doch die Agentur Sorgenfrei kennen!" Diesmal hatte er etwas väterlich Belehrendes in der Stimme.

„Nein, tut mir leid. Aber wenn Sie was verkaufen wollen, hätten Sie wahrhaftig klingeln können. Außerdem kaufe ich sowieso nichts." Warum warf sie ihn eigentlich nicht hinaus, das wäre doch das einzig Vernünftige. Die Polizei brauchte sie nicht zu rufen. Selbst wenn er den Schmuck gefunden hatte, konnte sie ihn nicht anzeigen. Dann würde sie nur Schwierigkeiten mit dem Sozialamt bekommen. So wertvolle Stüce durfte sie in ihrer Lage bestimmt nicht besitzen.

„Sie missverstehen mich, wir wollen Ihnen nur helfen. ... Wenn Sie noch gar nichts von uns gehört haben, ist das natürlich eine heikle Angelegenheit. ... Ja, wie soll ich sagen, ich bin davon ausgegangen, dass ich nur noch ein paar Details mit Ihnen besprechen müsste." Wenn er ernst war, sah er fast erwachsen aus. Lange dauerte das allerdings nicht. Er hatte schon wieder diese Vertreterfreundlichkeit im Gesicht. „Also, Frau Nich, ich schlage vor, wir besprechen alles in Ruhe bei einer Tasse Kaffee. Sie werden sich ankleiden wollen, ich warte natürlich draußen."

„Wie großzügig," knurrte Anna, nun doch gereizt. Sie lauschte bis sie die Wohnzimmertür hörte. Nein, das war doch die Küchentür. Was wollte er denn in der Küche? Na gut, jetzt war das auch schon egal. Sie musste sich erst mal frisch machen. Hastig huschte sie über den Flur ins Bad. Duschen dauerte zu lange, aber zum Zähneputzen und Waschen musste die Zeit reichen.

Als sie aus dem Bad kam, hatte sie wenigstens einen Morgenrock an. Der Fremde rumorte in der Küche. Was trieb er da bloß? Nachsehen mochte sie nicht, trotz Morgenrock.

Im Bad hatte sie sich überlegt, was sie anziehen wollte. Sie besaß noch solide Kleidung aus der Zeit als sie berufstätig war. Ein Glück, dass sie damals immer Wert auf zeitlose Eleganz gelegt hatte. So konnte sie die Sachen auch jetzt, nach sechs Jahren, noch tragen. Ein Kostüm war sicher übertrieben, aber der blaugrau Rock mit der Seidenbluse passte. Außerdem war die Bluse getragen. Mit einem Seufzer öffnete sie den Schrank. Sie musste einiges in die Reinigung geben. Wovon sollte sie das nur bezahlen? Soweit reichte das Geld einfach nicht.

Als sie in die Küche kam, schick angezogen, sogar mit einem Hauch Make-up im Gesicht, fühlte sie sich gleich viel sicherer. Jetzt konnte er sie nicht mehr so von oben herab behandeln. An der Tür blieb sie überrumpelt stehen. Deshalb hatte er nicht im Wohnzimmer gewartet. Der Klapptisch war für zwei Personen gedeckt. In der Mitte stand ein Korb mit frischen Brötchen. Butter, Aufschnitt, Käse, Marmelade, Honig, alles war da. Die Kaffeemaschine blubberte noch. Die hätte sie schon lange einmal entkalken müssen.

Der Fremde lächelte ihr zu. Es sollte wohl ein entwaffnendes Jungenlächeln sein: „Ich bin davon ausgegangen, dass Ihr Kühlschrank ziemlich leer ist. Sie laden mich doch zu einer Tasse Kaffee ein?" Anna nickte. Unter diesen Bedingungen konnte sie schlecht „Nein" sagen.

Mit ein paar Handgriffen ergänzte sie, was fehlte. Zucker und Milch hatte sie im Haus und zwei Kaffeelöffel konnte sie schnell abspülen. Er hatte das gute Kaffeeservice, das sie sorgfältig schonte, aus dem Schrank geholt. Was hätte er sonst auch nehmen sollen. Das Alltagsgeschirr stand benutzt in der Spüle. Gerade eine saubere Tasse hatte sie noch. Sie konnte schließlich nicht wissen, dass sie heute schon zum Frühstück Besuch bekommen würde, sonst hätte sie gestern abend noch abgewaschen.

Endlich war der Kaffee durchgelaufen. Sie schenkte ein, zwängte sich auf ihren Platz, griff nach einem Brötchen und fragte, wieder ganz überlegene Geschäftsfrau: „Also Herr, äh Helfering, was kann ich für Sie tun?"

„Sie missverstehen mich immer noch, wir wollen etwas für Sie tun. ... Mal ehrlich, Frau Nich, fühlen Sie sich wohl, so wie Sie jetzt leben?"

Anna zögerte. Derart direkte Fragen war sie nicht gewöhnt. „Naja, im Großen und Ganzen geht's schon, wenn ich halt besser laufen könnte. ... Aber so schlimm ist das auch wieder nicht, es gibt Schlimmeres."

„Ihre Gehbehinderung, sicher, die kommt auch noch dazu. Aber sehen Sie Sich doch mal um. Hat es vor sechs Jahren hier etwa auch so ausgesehen? Dieser Dreck überall, alles ungelüftet, die Klamotten ungewaschen im Schlafzimmer verstreut, die vollen Aschenbecher überall, nicht mal den Müll haben Sie runtergetragen. Und dann, morgens bis um elf im Bett, ab vier vor der Glotze und keine Aussicht auf Besserung. Sind Sie wirklich schon so weit unten, dass Ihnen das alles egal ist?"

Anna schwieg. Sie fragte nicht einmal, woher er das alles wusste. Dass sie jedes Mal stolz darauf war, wenn sie den Fernseher erst am Abend anschaltete und dass sie längst keinen Alkohol mehr trank, reichte als Entschuldigung wahrhaftig nicht aus. Sie schämte sich ja vor sich selber. Musste er ihr das wirklich alles noch mal reinreiben?

„Frau Nich, denken Sie doch mal nach, wann haben Sie die letzte Bewerbung geschrieben?"

Anna zuckte die Schultern. Es war lange her. Wozu sollte sie sich auch bewerben? Das Einzige, was ihr angeboten wurde, waren Hilfsjobs im Büro und sogar dort schickte man sie schnell wieder weg. Sie hätte die Allüren einer Chefsekretärin, hatte eine Kollegin einmal gesagt. Genau genommen war sie das ja auch, früher, bis ihr Chef Pleite machte. Und, zugegeben, sie konnte es wirklich schlecht aushalten, wenn sie die Fehler der anderen sah.

„Ich kann Ihnen helfen: Es war am 23 Januar, vergangenes Jahr wohlgemerkt. Und zum letzten Mal gearbeitet haben Sie vor zwei Jahren, geschlagene zwei Wochen. Davor haben Sie's mal drei Wochen lang probiert. Fünf Wochen Arbeit in sechs Jahren, noch nicht mal eine Woche pro Jahr, ist Ihnen das nicht peinlich?" Anna nippte schweigend an der Kaffeetasse. Den Appetit hatte es ihr verschlagen.

Der junge Mann biss kräftig in sein zweites Brötchen. Mit vollem Mund redete er weiter: „Sehen Si, Frau Nich, im Grunde geht mich das ja alles nichts an. Ich will Ihnen doch nur helfen." Er schluckte den Bissen hinunter. „Wenn Sie jetzt immer noch sagen, dass das alles in Ordnung ist, dass es Ihnen gut geht, dann stehe ich sofort auf und Sie sehen mich nie wieder. Aber", er schüttelte den Kopf, „ich kann mir nicht vorstellen, dass eine Frau wie Sie, intelligent, kultiviert, gebildet, dieses Schmarotzerdasein aushält."

„Ich find schon wieder was," behauptete Anna ohne Überzeugung.

Er schüttelte den Kopf. „Eigentlich sollte ich jetzt gehen, aber ich sehe doch, dass Sie selber nicht dran glauben. Was wollen Sie denn noch finden, in Ihrem Alter?"

„Ich bin noch nicht mal fünfzig!"

„" ben, achtundvierzig, mit den Kenntnissen von vor zwanzig Jahren und noch dazu krank. Frau Nich, machen Sie endlich die Augen auf. Sie können doch nicht mal mit einem Computer umgehen."

„Ich habe einen Kurs gemacht!"

„Ja, damals, vor fast sechs Jahren. Glauben Sie, das hilft Ihnen heute noch was? Vielleicht hätte es was gebracht, wenn Sie damals gleich weitergearbeitet hätten, vielleicht! Aber Sie mussten ja erst mal zur Kur. … Ich weiß, Sie haben es bereut … Entschuldigung, dass ich damit angefangen habe. Ich wollte Ihnen nur die Augen öffnen."

Er zog eine Packung Papiertaschentücher aus der Hosentasche und reichte ihr eins. „Sie müssen nicht weinen. Ich sagte Ihnen schon, dass ich Ihnen die Lösung anbieten kann. ... Was auf Sie zukommt, wissen Sie. Ihre Rücklagen sind so gut wie aufgebraucht. Den Schmuck könnten Sie noch verkaufen, sicher, wenn Sie jemanden finden, der ihn nimmt. Aber danach ist endgültig Schluss. Die Klamotten aus den guten Zeiten halten auch nicht ewig. ...“ Er machte eine Kunstpause. Anna schwieg. „Tja, Frau Nich, der einzige Ausweg ist zu gehen. Sie haben auf dieser Welt nichts mehr verloren.“ Anna schluchzte auf. „Nun heulen Sie doch nich', Frau ... Wir bewahren Ihre Würde. Wir machen sozusagen aus dem Nich ein Etwas. ... Entschuldigung, war nur ein Scherz.“

„Was wollen Sie?“

„Ach Frau Nich, Sie machen es mir wirklich schwer. Im Grund Ihres Herzens haben Sie es doch längst begriffen. Wir geben Ihnen Gelegenheit in Würde zu gehen. Wir bewahren Sie davor, in die gesichtslose Schar der Asozialen einzutauchen. ... Muss ich noch deutlicher werden?“

Anna schüttelte den Kopf. Um Zeit zu gewinnen, hob sie fragend die Kaffeekanne. Er hielt ihr seine Tasse hin. So neu war ihr der Gedanke nicht. Erst gestern hatte sie lange auf der Brücke gestanden. Sie hatte darüber nachgedacht, wie leicht es wäre. Sie musste nur warten, bis niemand vorbei kam. Übers Geländer steigen konnte sie immer noch, trotz der lahmen Beine. Dann war sie weiter gegangen. Warum eigentlich? Halt, gestern war das nicht, gestern hatte sie die Wohnung überhaupt nicht verlassen, da hatte sie nur mal das große scharfe Messer angestarrt. Dann hatte sie es wieder in die Schublade zurück gelegt. Warum eigentlich? Er hatte recht. Sie vegetierte nur noch dahin, da lag der Gedanke an den Tod nicht nur nahe. Er war der einzige Ausweg. Aber es tatsächlich tun? Sie scheute immer noch davor zurück.

„Warum schlagen Sie mir das vor? Ich meine, was haben Sie davon?“ Ihre Stimme klang ruhig, sachlich. Das Weinen war längst vorbei.

Helfering lachte, diesmal klang das Lachen echt: „Was ich davon habe? Meine Güte, ich tue halt meine Arbeit. Und dass einem die Arbeit Spaß macht, das darf man ja heutzutage kaum noch sagen. ... Aber Sie wollten wissen, was die Firma, ich meine die Agentur Sorgenfrei, davon hat. Merken Sie nicht, welche wichtige sozialhygienische Funktion wir erfüllen? Sehen Sie doch nur sich selber an. Sie sitzen in Ihrer Zweizimmerwohnung, tun den ganzen Tag nichts, lassen sogar die Wohnung verkommen, erregen den Neid Ihrer Nachbarn und schlucken massenhaft teure Medizin. Sie belasten nicht nur das soziale Netz, Sie stören auch den sozialen Frieden, das ist die gesellschaftliche Seite. Über Ihre Seite muss ich wohl nicht reden, wie unglücklich Sie sind, wissen Sie besser als ich. Na, jedenfalls helfen wir beiden Seiten und das ist doch eine gute Sache, oder?"

„Jetzt behaupten Sie bloß nicht, Sie kämen vom Staat!" Anna war neugierig geworden; dass es um ihr Leben ging, hatte sie fast vergessen.

„Frau Nich, ich bin nicht befugt, über unsere Auftraggeber zu sprechen. Wenn Sie sich entschließen, unser Angebot anzunehmen, dann wird Ihre Frage möglicherweise beantwortet. Vorausgesetzt, Sie stellen sie dann noch einmal. Üblicherweise gibt es dann Wichtigeres zu besprechen." Er sah auf die Uhr. „Wir sind spät dran. Sie sollten sich langsam entscheiden. Es war nett, mit Ihnen zu plaudern und ich musste mir mehr Zeit nehmen, weil mein Kollege Sie offensichtlich verfehlt hat, aber Sie werden verstehen, dass ich noch andere Verpflichtungen habe."

„Sie haben mir immer noch nicht gesagt, warum ich ausgerechnet mit Ihnen … mitgehen soll. Warum ich mich so … entsorgen lassen soll. Ich könnte es doch genauso gut selber machen … Da könnte ich zum Beispiel den Zeitpunkt und das Wie selber bestimmen."

„Das Wie bestimmen Sie bei uns auch, d.h. Sie haben ein Mitspracherecht. Sie werden einschlafen, selbstverständlich ohne Schmerzen. Ob schnell oder langsam, mit oder ohne Begleitung, konzentriert oder abgelenkt, das können Sie entscheiden. Sie können sich sogar, in einem gewissen Rahmen natürlich, die Begleitung aussuchen Und wie gesagt, wir übernehmen die Garantie, dass Sie keine Schmerzen haben werden. Davon abgesehen, in Ihrem Totenschein wird ein natürlicher Tod stehen, auch darauf legen viele unserer Klienten Wert. Und das Wann … Ich bitte Sie, Frau Nich, wie lange wollen Sie denn noch überlegen? Sie hatten schließlich sechs Jahre Zeit…. Gerade wenn Sie so ein … äh … belastetes Wort wie ‚entsorgen' benutzen, sollten Sie daran denken, dass wir auch, ja, vor allem Sie von Sorgen befreien. Wir haben doch lange genug über Ihre Situation geredet, oder? … Aber wenn Sie mein Angebot nicht annehmen wollen, hat es keinen Wert, wenn ich noch länger hier bleibe." Er stand auf und reichte ihr die Hand. „Sie werden nie mehr etwas von uns hören, das verspreche ich."

Anna hob beschwichtigend die Hände: „Jetzt sind Sie doch nicht gleich beleidigt. So leicht ist so ein Entschluss auch wieder nicht." Sie musste ihm nicht verraten, dass er ihr im Grund die Entscheidung abgenommen hatte. „Ich würde noch gern ein bisschen aufräumen."

„Das tut mir leid. Deshalb sollte schließlich mein Kollege kommen. … Nachdem das unser Fehler war, können wir diesmal eine Ausnahme machen. Wenn

Sie Wert darauf legen, werden unsere Leute Ihre Wohnung in Ordnung bringen, wenigstens so weit, dass Ihr guter Ruf nicht leidet. –Einverstanden?"

„Ja", sagte Anna, obwohl es ihr gleichgültig war. Sie wollte nur den Aufbruch hinausschieben. Dieser letzte Gang war mühsamer, als den Dreck von sechs Jahren wegzuputzen. Sie hatte lange genug gekämpft, um wieder ins Leben zurückzukehren, jetzt musste sie sich nur noch fallen lassen. Das hatte sie doch die ganze Zeit gewollt, Fallen ohne ein schlechtes Gewissen. Trotzdem fiel ihr immer noch etwas ein, damit sie nicht sofort weg musste: „Ich will nur noch ein paar Sachen zusammenpacken, soviel Zeit werden Sie wohl haben."

Er schüttelte den Kopf. „Sie brauchen nichts mitbringen. Handtasche und Mantel reichen völlig aus."

Sie steckte doch noch die kleine Silberbrosche an, besserte hastig ihr Make-up aus, kontrollierte den Inhalt ihrer Handtasche, fuhr schnell mal mit der Bürste über die guten Pumps und mit dem Kamm durchs Haar. Bis sie fertig war, hatte er das gesamte Frühstücksgeschirr abgespült und weggeräumt. Nur noch ein Rest Kaffee stand in der Kanne. Nichts deutete mehr auf einen Besucher hin.

„Sie sehen großartig aus", bemerkte er anerkennend und schien es sogar so zu meinen. Er griff nach den Wohnungsschlüsseln: „Kommen Sie, wir sind spät dran." Sie folgte ihm, ohne sich noch einmal umzudrehen.

Die Kraft des Schreibens

CONNIE RUOFF

Wessen Pullover war das nur? Grün – wird wohl Kaschmir sein. Männerpulli oder gehört er einer Frau? Warum interessiert mich das eigentlich? Ich glaube nicht, dass es wirklich eine Rolle spielt, aber wer weiß das schon?

Der Mensch ist das, was er aus sich macht. Aber wie macht man denn etwas aus sich? Woraus soll ich mich denn selbst erschaffen? Über welche Möglichkeiten verfüge ich? Woher nehme ich das benötigte Material? Wie kreiert man seinen Lebensentwurf? Und wie lange gilt dieser Entwurf? Lässt er sich korrigieren? Muss ich immer nur nach dem Guten streben? Was ist gut? Gut für mich oder für die Allgemeinheit?

Schließen wir nicht alle einen Pakt mit dem Teufel? Die Frage ist doch wohl eher, ob das Verhältnis des eingesetzten Wertes mit dem erreichbaren Preis ausgewogen ist.

Ein Kind wird geboren, in einer Familie – keiner fragt es, ob es dort hin möchte. Es kommt eben einfach dort zur Welt und das Abenteuer beginnt – oder ist es gar der grauenvolle Anfang einer unheilsamen Odyssee? Schon an diesem Punkt könnte dieser kleine Mensch die Frage stellen „Warum ich?". Vielleicht tut er das sogar und kann sich als Erwachsener einfach gar nicht mehr daran erinnern. Auf eine eigentümliche Art und Weise wächst er aber heran – als Junge oder als Mädchen. An dieser Stelle wird er auch diesmal nicht gefragt, zumindest kann sich niemand, den ich kenne, daran erinnern, dass er sein Geschlecht hätte wählen dürfen. Dennoch ist es in der heutigen Zeit möglich, diese Festlegung zu korrigieren – wenngleich auch mit großem Aufwand. Wonach strebt aber dann dieses Kind? Nach Liebe? Nach Anerkennung? Nach Reichtum?

Ich strebte nach Anerkennung und Liebe. Aber ich musste leider erleben, dass Goethe viel Wahres schrieb. „Es irrt der Mensch solang er strebt." Es gab keine Liebe für das Kind aus dem mein Ich erwuchs. Das Kind konnte es aber nicht glauben. Es suchte weiter und weiter und wuchs weiter und weiter heran und wurde verletzt und pflegte die Wunden und versteckte sie. Auf der Suche nach Liebe vergaß das Kind, das mein Ich hervorbrachte und nun zu einem jungen Mädchen herangewachsen war, dass ein Geist gebildet werden muss, um das Leben meistern zu können, vor allem um den Lebensentwurf auf eine sinnvolle Weise zu korrigieren und in eine befriedigende Richtung zu steuern.

Mein jugendliches Ich strebte fortan nach Liebe, Anerkennung und weiteren Äußerlichkeiten, Schönheit und Geld. Wer denkt schon an Vergänglichkeit? Wer weiß in diesem Lebensabschnitt etwas über bleibende Werte? Wer liest darüber? Vor allem welcher junge Mensch schreibt darüber? Wozu die Zeit mit derart öder Beschäftigung verbringen, wenn du die Möglichkeit hast zu tanzen, zu lieben und deinen Körper in jeder Bewegung zu genießen.

Und dann geschieht das Unfassbare! Die Welt um mich herum versank. Keine Hoffnung mehr. Nur Dunkelheit .... Trauer .... Verzweiflung!

Wie ist das mit dem Kaschmirpullover? Wessen Pullover war das nur? Grün – wird wohl Kaschmir sein. Männerpulli oder gehört er einer Frau? Wen interessiert ein Kaschmirpullover? Mich damals nicht. (Und heute?)

Und die Welt dreht sich weiter. Jeden Morgen geht die Sonne auf und abends wieder unter. Die Bäckerei öffnet immer noch um 6.30 Uhr. Mittwochs und samstags Ziehung der Lottozahlen. Es kann doch nicht sein, dass sich nichts verändert hat ...

In meinen Träumen laufe ich weit und schnell, ich tanze, ich wandere und nichts weist darauf hin, dass sich etwas verändert hat.

Und dennoch: Alles ist anders. Meine Welt ist nicht mehr die Gleiche. Die Welt, die mich betrifft, ist eine gänzlich andere geworden. Der französische Philosoph Jean Paul Sartre sagte: „Der Mensch ist das, wozu er sich macht." Was habe ich nur getan, um *das* aus mir zu machen? Mit gleichem Gedanken beschleicht mich allerdings die Frage: Ist meine Welt denn nun schlechter?

Der Nachrichtensprecher dringt langsam an mein Ohr. Wie viel Uhr ist es? Stimmt ja, der Timer lässt das Fernsehgerät um 9.00 Uhr anspringen. Es gelingt mir, dem Sprecher gedanklich folgen zu können. Wahrscheinlich würde es die arbeitende Bevölkerung als Luxus bezeichnen, sich um diese Zeit wecken zu lassen. Wenn ich gestern Abend tanzen gegangen wäre, hätte ich bestimmt rote „High Heels" getragen. Ich wäre verschwitzt, mit verrauchten Haaren und verrauchten Kleidern und natürlich völlig müde und erschöpft in mein Bett gefallen. Und jetzt hätte ich Muskelkater und wäre immer noch müde.

Ich schlucke, wie jeden Tag, meine Medikamente, die meine Haut, meine Haare, manchmal auch meine Stimmung verändern – aber sie könnten mir helfen.

Nach dem Knopfdruck zischt und rauscht meine Kaffeemaschine gemütlich vor sich hin. Wie einfach. Thor füllt abends den Wassertank und legt ein neues Kaffeepad in den Filter. Natürlich stehen auch die Portionsdöschen Kondensmilch und die Tasse bereit. Meine Aufgabe in dieser Angelegenheit beschränkt sich darin, die Kondensmilch in die Tasse zu füllen und zweimal einen Knopf zu drücken. Frisch gebrühter Kaffee riecht für mich wie nach Hause kommen, zufrieden sein – dem Sinn des Lebens auf der Spur.

Was für ein Tag ist heute? Stimmt, Dienstag. Ist aber auch nicht so wichtig. Ich muss ja nicht zur Arbeit. Ich werde heute wieder zu Hause arbeiten. Eine Verpflichtung, die keiner außer mir von mir erwartet. Warum erfülle ich dann diese Arbeit?

Andere Menschen streben eine berufliche Karriere an. In einer Welt lange vor dieser Zeit strebte ich diese auch an. Und nun? Was ist wirklich wichtig? Ich zweifle die möglichen Antworten auf diese Frage ständig an. Die wichtigen Fragen des Lebens erfüllen meinen Tagesablauf – das eigene Bewusstsein wird zur arbeitenden Philosophie, die sich selbst unerbittlich jederzeit in Frage stellt. Allerdings – ich werde damit wohl kaum Karriere machen, weswegen ich weiterhin mein Geld akribisch einteilen werde.

Mein Laptop liegt neben mir. Er ist mein ständiger treuer Begleiter. Er spielt mit mir. Er informiert mich. Er übermittelt mir Nachrichten. Aber das Wichtigste ist: Er hört mir jederzeit zu. Und ich habe viel zu sagen. Es ist wichtig viel zu sagen zu haben. Mein Laptop behält in Erinnerung, was ich ihm sage, und wiederholt es mir jederzeit. Manchmal finde ich sogar in seinen Aufzeichnungen Antworten auf Fragen, die mir heute auf der Seele liegen.

Das ist auch der Grund dafür, dass ich jetzt aufstehe, mich an meinen Arbeitsplatz setze – natürlich immer in Begleitung meines Laptops – und meiner Welt begegne.

Und es gibt nur zwei Möglichkeiten dieser Welt zu begegnen: Du kannst dich bewundern oder bemitleiden lassen – eine andere Möglichkeit gibt es nicht. Aber gleichwohl wie du dich entscheidest, musst du (auch hier) die Konsequenzen tragen. Das heißt: Du kannst nicht jammern, wenn du bewundert werden möchtest, die Außenwelt bewundert niemand, der jammert, sondern du musst stark und auch ausgeglichen wirken. Und das Mitleid mag keine erfolgreichen Menschen, auf diesem Weg wirst du diesbezüglich der Verlierer sein, dafür hast du die Möglichkeit, in jeder Minute dein Schicksal zu beklagen und darüber zu jammern. Hier gilt es herauszufinden, was persönlich die beste Lösung ist.

Wofür die Lösung? Warum so eine Entscheidung?

Um mit der Diagnose „Multiple Sklerose" leben zu können.

Aber wie erkennt man sein eigenes Ich und trifft die richtige Entscheidung?

Die Gedanken kommen und fliegen vorbei, es ist kaum möglich, sie in eine Ordnung zu bringen, um eine Struktur zu erkennen. Alles wirbelt durcheinander. Wolken kommen und verdunkeln das bisher Offenbar(t)e. Alles erscheint wie durch einen Nebel. Keine Gesetzmäßigkeiten gelten mehr – nur eine Grundverfassung des Chaos lässt sich erahnen. Ein komplexes Labyrinth hält Verstand und Seele gefangen. Die Krankheit erscheint bedrohlich wie der Minotaurus.

Gleichwohl ist das Verlangen nach Erkenntnis hoch. Die Gedanken, die noch vor einer Sekunde wichtig waren, finden keinen Platz mehr. Ihnen muss eine andere Daseinsform ermöglicht werden. Meine Hände berühren die Tastatur – eine Reihe von Buchstaben versammelt sich auf dem Bildschirm. Gebilde entstehen und werden wieder entfernt. Nichts darf mehr verloren gehen ohne dass es geprüft wurde. Die Gedanken nehmen den Weg über die Finger und die Tastatur um auf dem Bildschirm zu erscheinen – ganz von alleine. Sie wollen sichtbar werden und als eine Flut von Erfahrungen gelten, die jederzeit befragt werden können. Vielleicht jagt sie der Minotaurus. Dem Minotaurus entronnen gestaltet sich eine Realität der Freiheit – die Freiheit des Denkens und Erschaffens.

Erschöpft halten meine Finger inne und die Augen versuchen, den Anfang des Geschaffenen zu orten. Mit Verstand, Seele und benötigten Sinnen wird den Strichen und Symbolen auf dem Bildschirm wieder Leben eingehaucht. Ich kann erahnen und vielleicht bruchstückhaft auch sehen, was meine Seele gefühlt hat. Ein Gefühl des Stolzes erfüllt mich, dem ich folge auf einem Weg der Hoffnung – im Gepäck ein Füllhorn mit Kraft. Die Gedanken wurden zu Teilen einer Brücke, eines Weges, gleichsam einer Treppe, die das Labyrinth verlässt, und zwar auf einem ihr innerlich gegebenen Weg, der durchdrungen von einer Selbstsicherheit ist, die mich erschauern lässt.

Wo ist die Verzweiflung geblieben? Deren Heimat war das chaotische Umherstreifen und der Kampf der Gedanken und Gefühle und der daraus entstehenden lähmenden Leere.

Nun schmiegt sich Strich an Strich, höchstens noch bei der geistigen Wiederaufnahme durch den Geist, versuchen sich diese manchmal zu verkleiden und dennoch können sie diese einmal hergestellte Ordnung kaum verlassen. Dieses Bei- und Zueinanderstehen lässt keinen Platz für Verzweiflung mehr. Und dennoch bleibt die Angst!

Die Angst hat aber keine lähmende Kraft mehr – eher ist sie ein Begleiter. Sicherlich nicht gerade der beliebteste ... Und nichtsdestoweniger beflügelt mich diese Angst. Ich muss ihr zeigen, dass ich ihr immer einen Schritt voraus bin und sie fliehe. Meine Phantasie ist schneller als die lähmende Kraft der Angst.

Diese Freiheit des Denkens und Erschaffens lässt mich tanzen gehen, wann immer mir der Sinn danach steht. Ich kann mich erschaffen. Ich kann die Welt erschaffen. Und ich kann rote „High Heels" erschaffen. Beflügelt werden meine Sinne durch den Rausch der Kreativität. Ich fühle mich als Prometheus. – Ich bin Prometheus. Keiner kann mich bezwingen. Mein unter der Behinderung leidender Körper wird durch den Geist überwunden und verbindet sich im Schreiben mit der Phantasie. Es ist ein Experiment, dessen Verlauf schon der Sieg ist – oder: „Der Weg ist das Ziel."

„Wessen Pullover war das nur? Grün – wird wohl Kaschmir sein. Männerpulli oder gehörte er einer Frau? Ja, eine schlanke, rothaarige Frau ging auf die Garderobe zu und griff nach dem Pullover. Geschickt zog sie ihn über ihren Kopf und schüttelte ihre Haare wieder in Form. Die Farbe des Pullovers spiegelte sich kokett in ihren smaragdgrünen Augen."

Das ist der Beginn einer wunderbaren Geschichte ...

Von Freixenet, Drum, Rollen und Nicole

GERHARD TERWORT

Prolog

Natürlich bemerkte ich das Mitleid in seinen Augen. Ich wollte eine Flasche „Freschenet" haben, er konnte mit nur „Freiksenee" anbieten. Eine Steilvorlage. Mein nächster Satz würde ihn vernichten. Dachte ich. Ich dachte falsch.

»Dieser Sekt stammt keineswegs aus Frankreich, sondern aus Spanien, genauer: aus dem Baskenland. ‚Freixenet' wird also schon ‚Freschenet' ausgesprochen, weil nämlich das x ein sch ist und das t im Auslaut mitgesprochen wird. Lizarazu von Bayern München heißt ja auch nicht Lizarazü. Oder man denke an Don Quixotte.« Irgendwie dozierte ich und war doch selbst nicht so ganz sicher.

Der Tankstellenpächter zuckte nur mit den Schultern und schaute mich mitleidig an. »Dann eben so«, sagte er und reichte mir eine Flasche Freixenet.

Eine deutliche Niederlage, ein Pyrrhussieg sozusagen. Sicher: Ich hatte ja Recht. Richtig ist aber auch, dass dieses Wissen niemanden interessiert. Trotzdem: Gleichgültigkeit erwarte ich, Mitleid vernichtet mich.

I

Ich kenne das Gefühl, vernichtet zu sein, leider nur zu gut. Ich meine nicht Tankstellenpächter bei einem nächtlichen Einkauf, das ist unwichtig. Ich meine Menschen, die in irgendeiner Form Macht über mich haben, Arbeitgeber z. B. oder Beamte. Natürlich auch Menschen, die ich liebe, Eltern, Freunde Verwandte und Nicole.

Ich habe die Krankheit seit 19 Jahren, und um unangreifbar zu sein, habe ich gelernt, Rollen zu spielen. Manchmal spiele ich sie so überzeugend, dass ich mir selbst glaube. Ich spiele aber nur eine Rolle, das bin nicht ich. Ich möchte authentisch sein, ein bescheidener Wunsch, und doch so schwer zu realisieren.

Selbst Nicole spiele ich Rollen vor. Manchmal bin ich aber auch einfach nur authentisch. Darauf bin ich stolz, weil ich sonst bei keinem authentisch bin. Mit Nicole verbindet mich eine Liebesgeschichte. Sie weiß es allerdings nicht, und das ist gut so. Auch das ist eine Folge nicht der Krankheit, aber der Lebenssituation, die von ihr bedingt wird: Man ist nun mal auf sich selbst fixiert, lebt in seinem Schneckenhaus, ob man will oder nicht. Es geht nicht anders, vielleicht, weil man selbst der einzige ist, der einen nicht verletzt.

II

Als sie anrief, freute ich mich. Ich freue mich immer, wenn sie anruft. Sie schlug einen Theaterbesuch vor, Die Städtischen Bühnen Münster führten „Woyzeck" auf, und das Stück wollte sie sehen. Auch ich wollte dieses Stück sehen. Wir verabredeten uns für 19 Uhr. Sie liebt Büchner. Früher hatte sie große Pläne. Sie wollte Maskenbildnerin werden. Sie träumte davon, die Schauspieler so zu schminken, dass sie glaubhaft ins 19. Jahrhundert abtauchen können. Jetzt arbeitet sie als Friseurin. Der erste Schritt auf dem Weg zu einer erfolgreichen Maskenbildnerin, wie ich meine.

Hatte ich einen Fehler gemacht? Das Stück interessiert mich, und ein Abend mit Nicole ist immer schön. Auf der anderen Seite weiß ich einfach nicht, ob ich mich auf meinen Körper verlassen kann. Ich wirke oft so, als sei ich total besoffen. Ich schwanke dann, und das ist mir peinlich. Irgendwie ist das wie ein Sprung in einen schwarzen See. Ich weiß nicht, wie tief das Wasser ist, ich weiß nicht, was mich unter der Oberfläche erwartet, eigentlich weiß ich nichts.

Ich neige in solchen Fällen dazu, mir Schulnoten zu geben. Meistens gebe ich mir eine „Drei", weil eigentlich alles o. k. war. Gut war's nicht, aber egal, schlecht nun auch wieder nicht. Manchmal bin ich einfach zu streng zu mir. Warum gebe ich mir nicht öfter eine „Zwei"? Ich bin einfach zu streng.

III

Ich kam schon um 18 Uhr. Der Weg zu Nicole dauert ungefähr eine halbe Stunde mit dem Fahrrad. Mein Körper verabschiedet sich bei jeder noch so kleinen Anstrengung. Ein bisschen Gegenwind gibt mir schon das Gefühl, krank zu sein. Ein Nystagmus sei das, habe ich gelernt, und eine Ataxie.

Nicole lächelte mich an. Wir begrüßten uns so wie immer: freundschaftlich. Sie ahnte nicht, dass mich ihr Lächeln umhaute.

»Die Handlung des „Woyzeck" basiert ja auf einen authentischen Fall. Er brachte sein Liebchen um und wurde schließlich hingerichtet, nicht zuletzt, weil ein Dr. Clarus ihn für zurechnungsfähig hielt. Oder so«, referierte sie und ihre Augen blitzten. Sie liebt Büchner halt und ist bei jedem Theaterbesuch bemerkenswert gut vorbereitet.

Jetzt musste ich was sagen. »Dazu gibt's aber auch eine Gegenmeinung. Ein Dr. Marc war da ganz gegenteiliger Meinung. Woyzeck war zu dem Zeitpunkt allerdings schon hingerichtet.« Jeden beeindruckte mein fundiertes Halbwissen. Nur Nicole nicht. Auch dafür liebte ich sie

Sie fand das gar nicht komisch und wir wechselten das Thema. Sie erzählte, dass sie vorhabe zu renovieren, überlegte aber, wie eine Renovierung vonstatten gehen solle. Welche Farben solle sie wählen und überhaupt?

Ich erzählte nicht das, was mir wirklich durch den Kopf spukte.

Ich hätte ihr sagen können, dass meine Augen ihren Dienst einfach nicht mehr versahen. Der Nystagmus eben.

Ich hätte ihr sagen können, dass mein Bewegungsapparat nicht mehr funktionierte. Die Ataxie eben.

Was ganz anderes: Ich hätte ihr sagen können, dass ich ihr T-Shirt atemberaubend fand. Es regte meine Fantasie an, gerne hätte ich es ihr ausgezogen. Meine Fantasie: Ihre Haut an meiner.

Ich sagte nichts dergleichen. Stattdessen redete ich von einem Dr. Marc. Wieder spielte ich eine Rolle.

Nach einer halben Stunde funktionierte mein Körper wieder. Ich hatte jetzt alltägliche Probleme. Der Weg von ihrem Küchentisch zum Bad betrug ungefähr fünf Schritte. Angst stieg in mir hoch, nackte Panik. Fünf Schritte sind für mich eine Weltreise. Sobald ich losgehe, beginnt mein Sprung ins schwarze Wasser. Sehr wahrscheinlich werde ich schwanken. Vielleicht aber nicht. Ich konnte nur hoffen, dass ich schwanke, wenn ich schon im Bad bin. Nicole würde es nicht bemerken. Das ist mir wichtig, aber ehrlich ist es nicht: Keiner soll irgendwas bemerken, ich erspare mir dann Mitleid, in den meisten Fällen jedoch Spott, weil ich besoffen wirke. Ein Schlag ins Gesicht: Mein Körper funktioniert nicht mehr so, wie ich es will, und als Folge habe ich oft Spott zu ertragen.

Ich will und muss Rollen spielen und weiß doch, dass der Preis eine ganz besondere Einsamkeit ist, ein Schneckenhaus eben. Jede Form der Einsamkeit ist mir allerdings lieber als Verletzungen, die unwillkürlich kommen werden.

Ich ging nicht ins Bad, wusste aber, dass dieser Gang nur aufgeschoben ist. Irgendwann würde meine Blase mich zwingen, die Toilette aufzusuchen. Ich hatte also nicht viel Zeit und suchte die günstigste Gelegenheit. Panik stieg in mir hoch, als ich bemerkte, dass Nicole in der Nähe der Küchentür saß, ich aber am anderen Ende des Raumes. Ich musste also aufstehen und an ihr vorbeigehen, wenn ich ins Bad wollte. Die ganze Zeit über wäre ich in ihrem Blickfeld.

Nicole ahnte von meinen Gedanken nichts. Ihre Augen blitzten wieder und ließen mich meine Panik, leider nur kurz, vergessen. Sie sprach wieder über den „Woyzeck", ihre Renovierungspläne waren erst mal ad acta gelegt. Sie hatte gelesen, dass „Woyzeck" erst 1913 uraufgeführt wurde. »Büchner war seiner Zeit einfach weit voraus. Dann gab's da noch die Oper „Wozzeck" von B weiß ich nicht mehr, ist ja auch egal«, sagte sie.

Ich schwieg. Sie meinte Alban Berg, ich wusste das zufällig. Manchmal bin ich der Rollen müde, erst recht Nicole gegenüber, der ich doch authentisch begegnen will. Außerdem ist es nicht leicht, über Alban Berg zu reden, wenn die Panik in deinem Kopf immer größer wird.

IV

Ihr Blick auf die Uhr blieb gelassen: Wir hatten noch viel Zeit. Wir wechselten das Thema, erneut sprach sie von der geplanten Renovierung ihrer Wohnung. Wir gingen in ihr Schlafzimmer, legten uns rücklings auf ihr Bett, die Augen zur Decke gerichtet, und überlegten, welche Farbe hier zu wählen sei. Ich schlug Weiß vor, weil Weiß neutral ist, also immer passe. So ganz überzeugt schien sie nicht zu sein.

Ihre braunen Locken lagen auf dem Laken und umspielten ein wenig ihr Gesicht. Ich fand diese Locken toll, sagte ihr das auch, sie allerdings war anderer Meinung. Widerspenstig seien ihre Haare, man müsse sie ständig bändigen.

»Das muss doch so sein«, entgegnete ich, »wenn sie nicht widerspenstig wären, wären es ja auch keine Locken.«

Ihr strenger Blick bedeutete mir, dass ich Unsinn redete. Sie ist die Fachfrau für Haare, ich habe eigentlich keine Ahnung von der Materie. »Weißt du, dass du anders bist als andere Männer?« Sie schaute mich lächelnd an. Man hört das gern. »Nein, im Ernst«, fuhr sie fort, »alle anderen denken nur an das Eine, mit dir dagegen kann man über alles reden, über Büchner, Kleist, über Gott und die Welt, über private Probleme. Das ist schön.«

Sie meinte das als Kompliment, hatte mich gerade allerdings vollständig vernichtet. Ihre letzten Worte waren so ziemlich das Schlimmste, was man einem Mann sagen kann. Mir war schlecht. Sie rühmte meine Fähigkeit zuzuhören und war froh, dass ich nicht nur an das Eine denke.

Wenn sie wüsste.

Ich musste jetzt irgendetwas Flapsiges sagen. »Auch ich finde mich nicht gerade unnett«, ich schaute sie lächelnd an, »manchmal lausche ich gebannt meinen Worten.« Sie lachte.

Die Situation war entspannt. Wir sprachen wieder über die Renovierung ihres Schlafzimmers.

Wenn sie nur wüsste.

Ich richtete mich auf, weil sich ganz langsam Schwindel einschlich. Ich liege selten rücklings auf dem Bett und starre die Decke an. Ich weiß jetzt, was dann passiert, Schwindel nämlich. Jeder Arzt könnte das leicht erklären, auch das ist eine Folge der Krankheit.

Nicole und ich wären ein Traumpaar. Wir wären es, wir werden es nie sein. Sie hält mich für einen guten, alten, platonischen Freund, sozusagen für einen Mann ohne Unterleib. Ich bin krank, und in meinen Augen verbietet sich jede Liebesgeschichte. Ich will niemanden in eine ausweglose Situation bringen. Davon abgesehen: Ich würde Nicole schon anmachen, wenn die Situation denn anders wäre. Ist sie aber nicht. Schade.

V

Wir kehrten in die Küche zurück. Auf dem Weg dorthin ging ich ins Bad. Meine Blase zwang mich nicht dazu, aber sie würde es bald tun. Auch das gehörte für mich zur Vorbereitung eines Theaterbesuchs. Es ist einfach eine Horrorvorstellung, nackte Angst steigt dann in mir hoch, im abgedunkelten Theater zu sitzen, in der Mitte einer Reihe vielleicht noch, und mitten in der Aufführung einen Druck auf der Blase zu spüren. Eigentlich ist es unmöglich, sich durch die Reihe zu zwängen, um zum Ausgang zu kommen. Ich kann ganz gut Rollen spielen, in dieser Situation aber geht das einfach nicht.

Ich kenne solche Situationen, und weil ich sie kenne, bereite ich mich akribisch auf sie vor. Ich trinke zwei Stunden vor dem Theaterbesuch gar nichts mehr und sitze, falls meine Blase doch ihr Recht fordern sollte, am Rand einer Reihe. Ich fühle mich dann sicherer, weil ich gehen kann, ohne irgendwen zu belästigen. Außerdem wird mich keiner beobachten.

Dann machte ich einen Fehler, einen unverzeihlichen, weil ich doch genau weiß, was passieren wird, weil ich um die Ausweglosigkeit weiß, die ich selbst hervorrufe. Vielleicht lag's ja an Nicoles Lächeln. Ich kann ihr einfach nichts abschlagen, wenn sie lächelt.

Wir hatten noch Zeit, und Nicole schlug vor, zur Einstimmung ein Glas Wein zu trinken. Ich fand die Idee gut. Sie holte eine Flasche und Gläser, öffnete den Wein und schenkte ein. Wir tranken und redeten über die Entwicklung des Theaters seit Aristoteles.

Eigentlich trinke ich zwei Stunden vor einem Theaterbesuch gar nichts mehr. Ich hatte es doch getan.

Nicole wurde unruhig. »Zeit zu gehen«, sagte sie, und wir brachen auf. Die Treppen in ihrem Hausflur kenne ich sehr genau, jede einzelne Stufe. Wenn ich, natürlich scheinbar ganz nebenbei, das Treppengeländer umfasste, würde es so aussehen, als ginge ich ganz normal die Treppe herunter. Falls mir dann einer entgegenkommt, ich vielleicht gezwungen bin, das Treppengeländer loszulassen, hätte ich ein Problem, vielleicht ein unlösbares. Am schlimmsten ist der letzte Absatz: Er hat kein Geländer mehr. Ich bin gezwungen zu improvisieren. Bisher war das kein Problem, weil mir noch keiner entgegenkam und mich keiner beobachtete.

VI

Die Treppe zum Foyer war kein allzu großes Problem. Ich musste einige Schritte zum Geländer gehen, aber dann umfasste ich es. Als mir eine Gruppe junger Leute entgegenkam, tat ich so, als suchte ich irgendwas in meinen Taschen. Solche Rollen beherrsche ich, ich kenne sie nur zu gut. Ich blieb auf einem Treppenabsatz stehen, ließ das Geländer los und suchte.

Wichtig ist in solchen Momenten das richtige Timing. Suchte ich zu lange, merkte Nicole, dass ich nicht stehen blieb, um zu suchen. Erahnte sie den wahren Grund meines scheinbar nebensächlichen Wartens, wäre ich, in meinen Augen, ertappt. Suchte ich zu kurz, wäre die Gruppe noch nicht an mir vorbeigelaufen, ich hätte dann das Treppengeländer nicht wieder umfassen können. Beides brächte mich in eine missliche Lage, aber ich habe gelernt, auch das richtige Timing zu beachten.

Als die Gruppe mich passiert hatte, umfasste ich wieder das Geländer und ging weiter. Ich spiele manchmal, auch für mich, erstaunlich routiniert. Auf der letzten Stufe stellte sich ein Hochgefühl ein. Auch das hatte ich geschafft.

Was dann kam, konnte ich allerdings nicht schaffen. Wir saßen im abgedunkelten Theater. Schon den ersten Akt fand ich einfach nur gut. Gerne hätte ich die Aufführung weiter verfolgt. Meine Blase meldete sich. Selbst schuld, dachte ich, warum hast du auch Wein getrunken. Ich versuchte, nicht daran zu denken, und der `WoyzeckA lenkte mich, wenn auch nur kurz, tatsächlich ab

Als meine Blase unerbittlich ihr Recht forderte, war ein Toilettenbesuch unabwendbar. Ich wusste, dass ich keine Rollen mehr spielen konnte, hoffte auf eine günstige Gelegenheit und wusste doch, dass sie kaum kommen wird. Alles war ausgereizt und ich konnte nur versuchen, die Demütigung, die kommen wird, möglichst unbeschadet zu überstehen.

Als ich aufstand, war das eigentlich gar nicht nötig, die Gelegenheit war nur günstig. Ich saß in der Mitte der Reihe und dachte daran, mich zu den Leuten gekehrt durch die Reihe zwängen zu müssen. Diese Körperhaltung war ein Gebot der Höflichkeit, und zumindest so würde ich eine Rolle spielen.

In dem Moment, als das Bühnenbild wechselte, erhob ich mich und zwängte mich durch die Reihen. In diesem Moment würde ich keinen stören. Auch würde niemand mein Schwanken bemerken, weil das Theater abgedunkelt war und ich sowieso kurze Schritte machen musste. Das Problem war eher der Gang zum Ausgang, aber auch dann würde mich in der Dunkelheit niemand bemerken. Außerdem schauten natürlich alle auf die Theaterbühne.

Als ich die Ausgangstür öffnete, war ich erleichtert, zumindest bis jetzt war alles gut gegangen. Die Theatermitarbeiterin hinter der Tür schaute mich befremdet an. Offensichtlich konnte sie es nicht verstehen, dass jemand die Aufführung des „Woyzeck" vorzeitig verließ. Natürlich erklärte ich es ihr nicht. Meinem Toilettenbesuch stand nun nichts mehr im Wege, ich wollte nur nicht mehr, einen Druck spürte ich auch nicht mehr, allein die Angst hatte mich rausgetrieben. Eine bittere Erkenntnis, aber es hätte ja auch anders sein können. War es aber nicht. Irgendwie ärgerte ich mich.

Als ich wieder zurück in den Theaterraum wollte, hielt mich eine Mitarbeiterin zurück. »Sie können jetzt nicht da rein, nur in der Pause«, sagte sie streng. Ich betrachtete das als weitere Demütigung, nickte nur und senkte den Blick. Sie schaute mich an und hatte offensichtlich Mitleid mit mir. »Wenn Sie kein Aufhebens machen und in der Nähe der Tür bleiben, dann können wir mal eine Ausnahme machen.« Ich war ihr dankbar. Sie öffnete die Tür und schob mich behutsam in den Theaterraum. Ich saß, nicht weit von der Tür, auf einem Treppenabsatz und verfolgte die Aufführung, in meinem Kopf gab es jetzt nur noch „Woyzeck", nichts anderes mehr.

Nach der Aufführung bahnte ich mir gleich den Weg zu Nicole.

»Wo warst du denn auf einmal?«, fragte sie.

»Ich musste mal eben zur Toilette«, antwortete ich, mehr ist wirklich nicht der Rede wert.

»Ach so«, entgegnete sie nur. Ich verstehe schon: Eigentlich war das eine ganz normale Geschichte.

VII

Wir verabschiedeten uns so wie immer: freundschaftlich. Sie war müde und wollte ins Bett, ich war auch müde, wollte aber nicht in mein Bett.

»Wir müssen noch unbedingt über die Aufführung reden«, sagte sie. Auch ihre Nachbereitung eines Theaterbesuchs ist bemerkenswert.

»Ja, unbedingt«, antwortete ich, »morgen, bei einem Kaffee?«

Wir verabredeten uns für den morgigen Tag. Wir würden dann über Büchners Dramatik reden, über die Entwicklung des Theaters im Allgemeinen, vielleicht auch über Aristoteles und Brecht.

»Also, adies«, sagte ich.

»Bis morgen«, antwortete sie.

Sie konnte nicht ahnen, dass *dies* mein Abschiedsgruß ist, genauer: mein Gruß für einen endgültigen Abschied.

Dann stieg sie auf ihr Fahrrad, winkte noch und war verschwunden.

Zu Hause angekommen, besoff ich mich und schmiss alle Teller, die ich hatte, an die Wand.

Epilog

Natürlich bemerkte ich den Triumph in seinen Augen. Ich wollte Tabak kaufen, ein Päckchen „Drum".

»Haben wir nicht«, sagte der Verkäufer, »wir führen nur "Dram".« Er schaute mich triumphierend an, so, als habe er mich nun vernichtet. Natürlich hätte ich ihm jetzt sagen können, dass „Drum" ein holländischer Tabak ist, keinesfalls also englisch ausgesprochen wird. Wahrscheinlich dachte er an „Drams", er war offensichtlich auf dem Holzweg. „Drum" ist schon o.k., „Drüm" wäre besser. Es gibt auch keinen Tabak, der „Sämsn" heißt, wohl aber „Samson".

Ich sagte nichts, nickte nur und bekam meinen Tabak, „Drum" nämlich, nicht „Dram". Mich interessiert so was nicht. Gut, ein bisschen schon, aber es gibt Wichtigeres.

Ich verließ den Kiosk, lächelnd und ein wenig stolz.

Ein Mal, nur ein einziges Mal seit langer Zeit, war ich einfach nur zufrieden: Ich gab mir soeben eine glatte „Eins".

MS – so'n Mist – und was ist jetzt mit meinen Schuhen?

ANDREA WINDHAUSEN

Haben Sie die auch in Größe 37?

Mein Lieblingssatz ... wie von vielen Frauen Anfang 30, oder? Nach Feierabend waren meine Lieblingsbeschäftigungen Shoppen, Party, Freunde usw.

Wie auch am Abend des 10.06.2000, als ich mit meiner Freundin erst essen gehen und danach ein wenig tanzen wollte! Getanzt hab ich dann in der Notaufnahme ... hab schon lange gemerkt, dass ich immer so wegknicke mit High Heels, sah etwas komisch aus ... so wurden die Absätze immer niedriger ...

Sie haben Multiple Sklerose ... Wie, ich??

Und was mache ich jetzt mit meinen Schuhen, die mich die Hälfte meines Jahreseinkommens gekostet haben? Nee ... das geht nicht ... das passt nicht zu mir ... flirten, Disco im Rollstuhl oder sogar den leckeren Caipirinia aussabbern? O.k., erst mal allen Bescheid sagen, so'n bisschen Mitleid tut ja auch gut. Aber realisieren? Na ja ...! So an der Infusion mit Cortison über 1,5 Stunden ... da hat man ja Zeit ... Frauenzeitschriften sehe ich jetzt irgendwie mit etwas anderen Augen.

Kann ich denn noch die Übungen für den Po machen? Oder besser gesagt: Brauche ich denn überhaupt noch einen Knackpo, wenn ich ihn eh' nicht mehr hochkriegen werde, dann sieht ja keiner mehr meine Dellen!

Und was mach ich mit meinen Schuhen?

O.k., erst mal verdrängen ... der nette Doc sagt ja, dass 33% einen Schub haben und dann nie wieder!

Genau, da bin ich dabei! So wie ich immer dabei war, beim Zelten, bei Partys und nicht zuletzt das Jahr als Hippie auf Ibiza! Das sagt ja alles, oder?

Das ging auch ganz gut ... das Verdrängen, meine ich!

Genau ein Jahr. Bis Schub Nummer zwei kam!

Uni-Klinik-Bonn. 5-Bett-Zimmer ... da wird einem bewusst, dass man krank ist! Das Gute am Krankenhaus ist, dass man die überflüssigen 2-3 Kilo schnell weg hat ... fällt einem ja dort nicht besonders schwer.

Na prima ... Nummer zwei ganz gut überstanden, aber mit Verdrängen wird es nun schon schwieriger! Irgendwie habe ich keine Lust mehr, etwas zu unternehmen, bin oft müde, und das letzte Paar High Heels habe ich wohl umsonst gekauft!

O.k., Schub Nummer drei kündigt sich an!

Hab mich ja schon bei diversen MS-Ratgebern erkundigt (wenn ich mich dazu durchgerungen habe, so ein Ding in die Hand zu nehmen statt einer Modezeitung), dass es so ein Medikament gibt, Betaferon, zum Spritzen ... selber oder wie? AUA, ich nehme ja noch nicht einmal eine Tablette, ohne mindestens einen Liter Wasser hinterherzuschütten! Na ja, muss ich durch.

Mein Freund Joe, Surflehrer und Lebenskünstler, war, als ich zu spritzen begann, gerade für zwei Wochen bei mir. Wir haben uns 14 Tage nur mit Chakren, Meditation, Suggestion, positivem Denken und was es da alles so gibt beschäftigt! Ich habe sogar im Wald Bäume umarmt!! Und siehe da ... es hat geholfen! Es klappt, prima sogar, seit drei Jahren. (Auf diesem Weg: Danke nochmal, Joe!)

Also doch was dran an Esoterik, Chakren und Chi Gong? Ganz einfach, die Einstellung macht's, was ich mache ist egal, Hauptsache ich vergesse nicht zu leben!

Aber das Medikament war stärker, trotz der Esoterikübungen bekam ich Nebenwirkungen. Bingo! Ich hatte nachts Fieber, Schüttelfrost, halt den ganzen Beipackzettel hoch und runter und kein Alkohol mehr, oh je!

Morgens um 6.00 Uhr raus zum Job? Nach zwei Stunden Schlaf, sechs Stunden Trinken, Zittern, Schwitzen und Panikattacken? Nee, das geht nicht, die Rente muss her! Super, mit 33 Jahren Rentner und 100 Paar Schuhen ...!

Meine private BU (hätte eher gedacht, mit 30 ca. 15 Friseurgeschäfte zu besitzen) habe ich schon mit 18 Jahren von meinem Vater aufgezwungen bekommen! Gott sei Dank! Erst dachte ich: Das viele Geld jeden Monat wäre ja mindestens zwei Paar Schuhe! Aber ohne Probleme bekam ich nach zwei Briefen meine monatliche Rente. So, jetzt nur noch die gesetzliche ... wird sicher auch kein Problem!

Ja von wegen ... jetzt geht's los! Jetzt wird es lustig!

„Hey", sagte der Sachbearbeiter, „wie haben Sie das denn geschafft, mit 33 schon so einen hohen Rentensatz?"

Ja, weil ich nach fast 6 Jahren Selbstständigkeit monatlich Unsummen an die LVA gezahlt habe, so nett war ich damals! O.k., ab zum Vertrauensarzt, oder, wie

die Kaffee trinkenden Damen sich nennen, die meiner Meinung nach mit Vertrau-
en so gar nichts zu tun haben.

Wer hat dieses Wort eigentlich erfunden?

Soll ich denen vertrauen oder die mir?

Keine Ahnung, ist auch egal, muss sowieso zum Neurologen!

Gut, nach monatelanger Wartezeit bekomme ich auch tatsächlich einen Termin
in der Praxis, die erst um 10 Uhr öffnet und in der ich stundenlang die Einzige
bin.

Warum eigentlich die lange Wartezeit? Wollen die mich mürbe machen?

Nicht mit mir. Ich geh so lange Schuhe kaufen.

Bevor der nette Herr mir dann die Tageszeit sagte, meinte er zuerst: „Was
wollen Sie denn hier, Sie sehen doch Hölle aus!"

Hä?

Wie soll ich denn „Hölle" interpretieren?

Soll ich 30 Kilo zunehmen und mir mein Gesicht zerschneiden, damit man
mir glaubt, dass ich krank bin?

Tut mir leid, dass ich dem Schönheitsbild unserer Epoche entspreche und
solange ich die Wimperntusche halten kann, werde ich sie auch benutzen, und es
gibt auch tolle Make-ups, die man sich trotz MS morgens in das Gesicht schmieren
kann!

Nach einem langen Fragespiel des Doktors kam dann folgendes: Ob ich nicht
schon mal daran gedacht hätte, mit einer Frau zusammenzuleben?

Hä?

Und dann zog er Vergleiche mit meiner Krankheit zu der Pest und Cholera!

Hä?

Ganz zu schweigen von der neurologischen Untersuchung, die ich noch nicht
kannte: Nun hüpfen Sie mal, nur mit Slip bekleidet, auf einem Bein.

Hää?

Den jeden Moment von ihm angekündigten Kometen, der durch das Fenster
fliegt, möchte ich neben seinem Haarschnitt besser nicht erwähnen!

Gut, nachher stellte sich heraus, dass er für Gutachten zur Geschlechtsum-
wandlung zuständig ist … was auch seine erste Frage erklärt!

Das war ja wohl nichts. Da der Herr von der LVA beauftragt und auch bezahlt
wird, werde ich mich wohl auf eine Absage vorbereiten.

Ein halbes Jahr(!) später (die sind da ja sooo beschäftigt) bekam ich auch die von mir erwartete Absage.

So, und nun? Kämpfen oder egal?

Da ich Ungerechtigkeit schon immer hasste, wurde dadurch meine Kämpfernatur geweckt. Jetzt erst recht, und wenn es Jahre dauert!

Nach weiteren Monaten Wartezeit endlich ein Lebenszeichen der LVA, hatte schon befürchtet, der Verein wäre ausgestorben oder ein Virus sei dort ausgebrochen oder sowas!

Ich soll in die Reha!

Prima, 3 Wochen Urlaub umsonst. Yeah, das wird toll, lecker essen und mich toll erholen, was das Wort „Reha" ja meiner Meinung nach auch bedeutet.

Von wegen. Ich denke, eine JVA kann nicht schlimmer sein.

Aber ich wurde geheilt!!

Sie meinen wohl, Sie lesen nicht richtig?

Doch, doch. Das zumindest behaupten der junge Arzt dort und natürlich die LVA.

Er hat mich tatsächlich mit 30 Minuten täglich im Wasser planschen, einer Stunde Körbchen flechten (davon sind 4 bereits in der Mülltonne) und 15 Minuten autogenem Training geheilt!

Toll, dieser junge Kerl verdient den Nobelpreis!

Warum werden eigentlich jährlich Millionen in die Forschung gesteckt, wenn die Ärzte es dort schaffen, die Entzündungen in meinem Hirn in nur 4 Wochen zu stoppen??

Warum gehen nicht alle MS-Patienten dort hin?

Die Kassen würden Millionen sparen!

Oder lag es daran, dass ich den guten Mann gefragt habe (nachdem ich mir anhören musste, was für ein tolles Leben ich führte, da ich nur noch 4 Stunden pro Tag arbeiten müsste, ob er beim Thema Psychologie in der Mensa gesessen hätte, um Kaffee zu trinken?

O.k., o.k., meine Verabschiedung mit den Worten „ich wünsche Ihnen noch ein schönes Leben auf diesem Planeten", war wohl doch sehr provokativ, geb ich ja zu.

Dass dies für meine Beurteilung nachteilig werden könnte, glaubte ich nicht.

Wurde es aber. Nach einem weiteren halben Jahr Wartezeit bekam ich den zweiten Ablehnungsbescheid!

Und da ich ja in letzter Zeit viel Geld für nicht gekaufte Schuhe gespart hatte, hatte ich ja jetzt Geld für einen Anwalt.

David gegen Goliath oder Andrea gegen den Rest der Versicherungswelt.

Nach einem Jahr Hin und Her schickt mich das Sozialgericht zu einem neuen, diesmal sehr netten Gutachter.

Wie gesagt: nach einem Jahr!

Ohne Geld, ins Elternhaus zurückgezogen, kurz vor der Verarmungsgrenze und die Hälfte meiner Schuhe verschenkt (bzw. verkauft; wie gesagt: kein Geld! Und auf diesem Weg auch Danke nochmal an Mama und Papa!).

Der nette Gutachter erkannte meine Not, bestätigte sofort meine Erwerbsminderung, und ich fühlte mich zum ersten Mal von den Behörden verstanden und war erleichtert.

Dieses Gutachten wurde natürlich zu meinen Freunden der LVA geschickt, die jetzt innerhalb der nächsten 4 Wochen reagieren müssen!

Hey, die LVA bekommt Druck!

4 Wochen, das schaffen die nie.

Ich denke, da wird nach 3 Wochen und 6 Tagen ein Wecker klingeln, jemand schreibt schnell ein großes NEIN auf ein Blatt und läuft damit schnell zum Sozialgericht.

Dann noch 3 Monate auf einen Termin beim Sozialgericht warten und dann sehen wir weiter!!

Habe langsam kein Geld mehr ... und ewig keine Schuhe mehr gekauft ...

Aber nach 3 Jahren kam ich endlich doch zu meinem Recht!

Die LVA zahlt meine Rente und ich kann endlich zur Ruhe kommen.

Was ich auch getan habe, meine Esoterik wurde vertieft, ich denke positiv und, siehe da, mir geht es sehr, sehr gut.

Wenn Sie wissen möchten, welche Übungen das sind ... ganz einfach, schauen Sie in den Spiegel, lächeln Sie und denken: Alles wird gut!

Ich akzeptiere und liebe meinen Körper!

Und ich trage wieder 8 cm hohe Absätze!

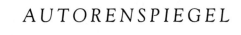

AUTORENSPIEGEL

1. PREIS – PETRA HECHLER

Die 1970 geborene Autorin lebt, arbeitet und schreibt in Darmstadt, Hessen.

Mit 19 Jahren traten bei ihr erste, noch unerkannte Symptome von multipler Sklerose auf, 1995 wurde die Erkrankung diagnostiziert.

Heute ist Petra Hechler zu 80% schwerbehindert mit Merkzeichen „G" (gehbehindert), optimistischer denn je und ungemindert lebensfroh.

Die Autorin über sich selbst und ihre Erkrankung: „Bei allen körperlichen Einschränkungen und Behinderungen, die eine zumindest bisher noch unheilbare Krankheit wie diese mit sich bringt, – es ist doch immer noch mein Leben, nicht das meiner Krankheit. Und es sind meine Lebensträume, meine Hoffnungen, Wünsche und Sehnsüchte, nicht die der MS."

2. PREIS – BIRGIT BERNHARD

Die Autorin wurde 1972 in München geboren, wo sie auch heute lebt. Mit 20 Jahren erkrankte sie an multipler Sklerose (MS), doch trotz vieler Schwierigkeiten schloss sie ihre Ausbildung zur Diplom-Verwaltungswirtin erfolgreich ab. Der frühe Krankheitsausbruch war für sie deshalb besonders schwierig, weil man in diesem Alter gerade dabei ist, das eigene Leben zu planen und zu leben.

Birgit Bernhard, die verheiratet ist und sich seit Ende 2001 in Rente befindet, leidet sehr stark unter nicht sichtbaren und schwer messbaren Symptomen wie vorzeitiger Ermüdbarkeit. Sie hat oft die Erfahrung gemacht, dass ihre Krankheit stark auf äußere Einflüsse reagiert. Zugleich hat sie gelernt, kürzer zu treten und dass man auch mit MS nicht auf alles verzichten muss. Diese Erfahrungen möchte sie mit ihrer Geschichte weitergeben.

3. Preis – Brigitte Schlegel

Die Autorin wurde 1947 im mittelfränkischen Ansbach geboren. Nach der mittleren Reife zog sie nach Hamburg, wo sie als Sekretärin arbeitete. 1972 heiratete sie. Nach mehreren Umzügen arbeitete sie in Darmstadt wieder als Sekretärin. 1985 kauften sie und ihr Mann im Allgäu ein aufgelassenes Gehöft, das sie eigenhändig renovierten. Später war sie bei einem Heilpraktiker auf dem Gebiet der Reinkarnationstherapie tätig, absolvierte ein Studium der Psychotherapie mit anschließendem Praktikum an der Universitätsklinik in Ulm und engagierte sich in der Hospiz-Bewegung. 2004 wurde bei ihr multiple Sklerose diagnostiziert.

Der Lebensinhalt von Brigitte Schlegel sind Partnerschaft, Lesen, Schreiben, Jagdreiten, Reisen, Garten, Tiere und Haushalt. 1994 begann sie mit dem Schreiben von Gedichten und persönlichen Aufzeichnungen. Schreiben hilft ihr, sich innerlich zu entlasten, ihre Gedanken zu ordnen und sich so anderen mitzuteilen.

■

Dominik Blacha

Der 1982 geborene Autor wuchs in Fellbach (Baden-Württemberg) auf, wo er auch das Gymnasium absolvierte. Danach leistete er in Bristol (Großbritannien) Zivildienst und arbeitete als Kameraassistent. Nach mehreren Praktika im sozialen Bereich nahm er in Stuttgart ein Studium der Sozialpädagogik auf.

Die Mutter Dominik Blachas leidet seit Anfang der 1980er Jahre an multipler Sklerose. Während er aufwuchs, wurde ihre Krankheit immer schlimmer; zudem trennten sich die Eltern. Schon sehr früh musste er sich um die Mutter kümmern, erst recht, seit er mit ihr allein zusammen wohnte. Letztes Jahr zog sie in ein Pflegeheim und lebt nun in einer Gruppe junger Schwerstpflegebedürftiger.

Da Krankheit, Familien- und psychische Probleme in der Familie nie offen angesprochen wurden, konnte Dominik Blacha mit niemandem über seine Gefühle reden. Er konnte sie nur für sich aufschreiben. Durch das Schreiben hat er seine Gedanken und Gefühle, seine Probleme und Zweifel, also sein Leben aufgearbeitet.

SIMON GENSICHEN

Der in Hamburg lebende Autor wurde 1968 in Hannover geboren, wo er bis zum 18. Lebensjahr aufwuchs. Nach dem Abitur studierte er in Göttingen Medizin, um anschließend in Berlin und Hamburg als Assistenzarzt zu arbeiten. Zurzeit ist er an einem norddeutschen Allgemeinkrankenhaus als Psychiater tätig. Während seines Studiums erkrankte er an multipler Sklerose, die bisher glücklicherweise einen milden Verlauf nimmt.

In Berlin hatte Simon Gensichen einige Jahre das Glück, zusammen mit Daniel und seiner Mutter leben zu können. Ob er ihm in dieser Zeit fünfzig oder hundert „Legogeschichten" erzählt hat, weiß er nicht. Die vorliegende Geschichte soll einen Einblick in die Welt kindlicher Fantasien geben. Das Aufschreiben erinnerte ihn an den früheren Umgang mit der Diagnose „Multiple Sklerose" und an die unkomplizierten Gespräche mit Daniel über eine Krankheit, die ihn selbst immerhin ein ganzes Leben begleitet.

MAXIMILIAN HEERLEN

Der unter Pseudonym schreibende Autor möchte anonym bleiben.

ANITA HERMELING

Die 1952 geborene Autorin lebt im niedersächsischen Lindern. Die ersten Symptome ihrer MS-Erkrankung spürte sie bereits im Alter von 15 Jahren, doch lange Zeit konnte sie dann fast beschwerdefrei leben. Nach der Geburt ihres zweiten Kindes im Jahre 1977 änderte sich dies: Die multiple Sklerose meldete sich zurück. Als dann im Jahre 1983 ihre Tochter das Licht der Welt erblickte, war die MS nicht mehr wegzudenken. Aber noch immer wusste Anita Hermeling nicht, mit welcher Erkrankung sie es zu tun hatte.

1986 wurde schließlich die Diagnose „Multiple Sklerose" gestellt und eine entsprechende Behandlung eingeleitet. Dennoch verschlechterte sich der körperlicher Zustand der Autorin weiter, und 1990 brachte ein erneuter schwerer Schub ihr die Rollstuhlpflicht. Verschiedene Therapieformen wurden angewandt, doch erst seit sie mit Immunglobulinen versorgt wird, ist ihr Krankheitsbild seit einigen Jahren stabil.

MONIKA KRENN

Monika Krenn, geborene Grimm, kam 1953 in Garmisch-Partenkirchen zur Welt. Sie absolvierte eine Krankenpflegeausbildung, heiratete und wurde Mutter zweier Töchter. Nach ihrer Scheidung war sie dann als Alleinerziehende voll berufstätig: in einer Arztpraxis, in der ambulanten Pflege und in einem Klinikum.

1988 traten erste MS-Symptome auf, die aber nicht als solche diagnostiziert wurden. 1994 erlitt Monika Krenn einen Zusammenbruch mit anschließender langer Krankheitsphase, der Diagnose „Multiple Sklerose" und Reha-Maßnahmen. Seit 1996 bezieht sie Erwerbsunfähigkeitsrente. 1999 riskierte sie einen kompletten Neuanfang: Sie zog in den Bayerischen Wald, wo sie heute zusammen mit ihrem Lebenspartner glücklich und zufrieden lebt.

Seit 1991 schreibt und dichtet Monika Krenn; sie beteiligte sich an der Publikation „Ich bin, wo du bist" des Benno-Verlages. 1993 begann sie zu malen; ihre Bilder zeigt sie auf vielen Ausstellungen.

DORIS RÜB

Dr. Doris Rüb, Jahrgang 1955, studierte in Würzburg Chemie. 1979, zum Zeitpunkt des Vordiploms, kam der erste MS-Schub, der aber nicht als solcher erkannt wurde. Danach folgte bis zur Promotion im Jahre 1986 eine relativ gesunde Phase. Nach der Ausbildung gab es keine feste Anstellung im erlernten Beruf, aber immer mehr unspezifische Krankheiten, viele Jobwechsel und Phasen von Arbeitslosigkeit. 1997 erfolgte die Diagnose „Multiple Sklerose", 2004 schließlich die Verrentung.

Hilfreich waren für die Autorin in diesen Jahren die ehrenamtliche Arbeit für die Zeitschrift „Energiebündel", später für „small is beautiful", den Mitgliederrundbrief der „E. F. Schumachergesellschaft" und gelegentlich das Schreiben von Kurzgeschichten.

CONNIE RUOFF

Die in Wiesbaden lebende Autorin wurde 1960 in Stuttgart geboren. Bis zu ihrem 23. Lebensjahr jobbte sie in der Gastronomie. Als sie dann an multipler Sklerose erkrankte, änderte sie ihr Leben: Sie besuchte das Abendgymnasium, studierte Verwaltungsrecht und arbeitete einige Jahre als Diplom-Verwaltungswirtin. Als ihre Erkrankung schwerer wurde, musste sie Erwerbsunfähigkeitsrente beantragen. Inzwischen hat sie ein Philosophie- und Germanistikstudium fast beendet und schreibt an ihrer Dissertation.

Ihre Behinderung gestaltet sich für Connie Ruoff nicht immer einfach. Sie ist fast immer auf den Rollstuhl und oft auf die Hilfe anderer Menschen angewiesen. Dennoch hat sie eben durch diese Beeinträchtigungen den Weg zu ihrer Fantasie gefunden und zu der Möglichkeit, dieser Fantasie durch Schreiben Ausdruck zu verleihen.

GERHART TERWORT

Der 1962 in Bottrop (NRW) geborene Autor studierte an der Westfälischen Wilhelms-Universität in Münster diverse geisteswissenschaftliche Fächer mit dem Hauptfach Germanistik. Anschließend war er im Bereich Sprachwissenschaft bzw. Bibliotheksarbeit tätig. Zurzeit arbeitet er als Bibliothekar in Münster.

1986 erkrankte Gerhart Terwort an multipler Sklerose, ein Jahr später wurde die Krankheit diagnostiziert. Obwohl sich die ersten Krankheitssymptome nicht vollständig zurückbildeten, führt er ein selbstständiges Leben.

Angeregt durch den Aufruf, einen Text zum Thema „Krankheitsbewältigung durch Schreiben" zu verfassen, begann der Autor, seine Erfahrungen mit der Krankheit niederzuschreiben.

ANDREA WINDHAUSEN

Die 1968 geborene Autorin lebt in Bergheim (NRW). Im Elternhaus behütet auf-
gewachsen, nahm sie später eine „Aussteigerzeit" als „Hippie" auf Ibiza. Es folgten
Lehre, Arbeit als Gesellin, Meisterprüfung und Selbstständigkeit mit zwei eigenen
Friseurgeschäften. Nebenher war sie an einer Meisterschule als Dozentin tätig.

Im Jahre 2000 wurde bei Andrea Windhausen multiple Sklerose diagnostiziert. 2001 musste sie in Rente gehen, ihre Geschäfte verkaufen und ihr Leben
komplett umstellen. 2003 zog sie zu den Eltern, um nicht mehr allein zu sein. Sie
geht nun mit ihrer Hündin täglich in die Natur, treibt Sport, lebt gesund und ist
glücklich.

Gegenwärtig trägt sich die Autorin mit dem Gedanken, einen Ratgeber für
MS-Patienten mit Tipps für Ernährung, Sport, positives Denken und Leben usw.
zu schreiben.